实用内科疾病护理

苗灵月　孔　洁　王大芳　卢娟娟　刘翠云　张立云　主　编

天津出版传媒集团

天津科学技术出版社

图书在版编目（CIP）数据

实用内科疾病护理／苗灵月等主编 . -- 天津：天
津科学技术出版社，2023.10

ISBN 978-7-5742-1657-0

Ⅰ.①实… Ⅱ.①苗… Ⅲ.①内科学-护理学 Ⅳ.
①R473.5

中国国家版本馆 CIP 数据核字（2023）第 207890 号

实用内科疾病护理
SHIYONG NEIKE JIBING HULI
责任编辑：张　跃
出　　版：天津出版传媒集团
　　　　　天津科学技术出版社
地　　址：天津市西康路 35 号
邮　　编：300051
电　　话：(022) 23332399
网　　址：www.tjkjcbs.com.cn
发　　行：新华书店经销
印　　刷：北京四海锦诚印刷技术有限公司

开本 787×1092　1/16　印张 12.25　字数 238 000
2023 年 10 月第 1 版第 1 次印刷
定价：88.00 元

前　言

随着近年来人民生活水平的提高，人们对于自身身体健康的要求也逐渐增强，同时人们对自己的身体状况也更加地加以注意，但是随着年龄的增长，身体机能的日益衰减，人们产生身体疾病的概率也随之增大，尤其是内科疾病发病率很高。由于人们现在工作压力大、生活节奏快、不注重锻炼和饮食等一系列不健康的生活习惯所引起的。内科疾病的发病率高，反复性强，患者在生病的过程中也会产生很多的不适和痛苦，内科地护理内容相对比较复杂，因此，医院对内科疾病患者实施优质护理就显得尤为重要。提升护理质量，提高患者对于护理的满意程度是护理中最主要的内容，且护理本质更加注重患者的需求，减轻疾病带给患者的痛苦，使他们能够早日康复。

本书从临床护理基础入手，针对临床护理管理、呼吸内科急诊重症患者的护理以及神经内科常见疾病护理进行了分析研究；另外对循环系统疾病病人的护理、消化内科疾病的护理做了一定的介绍，旨在摸索出一条适合内科疾病护理工作创新的科学道路，帮助其工作者在应用中少走弯路，运用科学方法，提高效率。

本书参考了大量的相关文献资料，借鉴、引用了诸多专家、学者和教师的研究成果，其主要来源已在参考文献中列出，如有个别遗漏，恳请作者谅解并及时和我们联系。本书写作得到很多专家学者的支持和帮助，在此深表谢意。由于能力有限，时间仓促，虽极力丰富本书内容，力求著作的完美无瑕，虽经多次修改，仍难免有不妥与遗漏之处，恳请专家和读者指正。

目　录

第一章　临床护理基础

第一节　护理学概念及意义和方法

一、现代护理学的基本概念

（一）基本概念

现代护理学理论有四个基本概念，即人、环境、健康、护理。对这四个概念的理解和认识直接影响着护士的工作质量与工作状态。

1. 人

人是护理的对象，现代护理学所研究的人指的是全体的人和人的整个生命过程，也就是整体人，其内涵包括人的生理、心理和社会功能。护士在现实工作中所面对的人是每个具体的个体，因而在考虑人时还要考虑到人有基本需要，人体本身既是一个完整的系统，又是处在发展变化之中。正常的人有自理能力，并对健康有所追求。因此，在护士对人的各方面特点要有清醒的、完整的认识。对人的本质的认识是护理理论与实践发展的基础和核心。

2. 环境

人类赖以生存的周围的一切事物称为环境。良好的环境能促进人的健康，不良环境则会给人带来危害。环境包括内环境和外环境，人体内环境是细胞所生存的环境，存在着体液平衡；而人体外环境即指个体生存所处的环境，有自然环境与社会环境之分。内、外环境之间不断地进行物质、信息、能量的交换，有利于健康的环境应随时维持着动态平衡。护理工作的重要内容之一就是调整环境以利于健康。

3. 健康

健康，不仅是没有疾病和身体缺陷，还要有完整的生理、心理状态和良好的社会适应能力。健康是动态的过程，维持健康的基本条件是人的各种需要得到满足，使机体处于内外环境的平衡和协调状态。健康是生理、心理、精神等方面的完好状态，包括了身体、心理和社会等各方面。因而健康反映的是整体观念，即人的任何一方面出现不正常均会影响整体的健康状态，并且健康受多方面因素影响，如生理、遗传、家庭、心理精神、生活方式、行为习惯、社会支持体系和人际关系。因此，帮助人们建立现代健康观念，采取健康的生活以及科学地促进健康行为是护士的职责。

4. 护理

护理是护士与护理对象互动的过程。护理的概念随着时代的发展而不断地变化着，其中大家比较认可的护理观点有护理是照顾、是一门艺术也是一门科学、要以病人为中心、护理工作是一个整体、是一门帮助性的专业，护理关心的是健康促进、健康维持和健康恢复。

护理学是一门研究维护、增进、恢复人类身心健康的护理理论、知识、技能及其发展规律的综合性应用科学。它以自然科学和社会科学为基础，是医学科学领域里的一门独立学科。

（二）任务

随着护理学科的发展，护理对象的构成发生了转变，护理工作的范围也超越了疾病的护理，扩展到生命的全过程，这一切促使护理学的任务发生深刻的变化。护士作为护理的专业工作者，其唯一的任务就是帮助患者恢复健康，帮助健康人促进健康。护理学的目标是在尊重人的需要和权利的基础上，提高人的生命质量。

1. 减轻痛苦

是护士的基本职责和任务。通过学习、掌握及运用护理知识和技能于临床护理实践，帮助个体和人群减轻身心痛苦。包括：帮助病人尽可能舒适地带病生活、提供必要的支持以帮助人们应对功能减退或丧失、对临终病人提供安慰和关怀照护，从而平静、安详、有尊严地走完人生旅程。

2. 预防疾病

是采取行动积极地控制不良行为和健康危险因素，预防和对抗疾病的过程。包括：开展妇幼保健的健康教育、增强免疫力、预防各种传染病、提供疾病自我监测的技术、临床和社区的保健设施等。预防疾病的目标是通过预防措施帮助护理对象减少或消除不利于健康的因素，避免或延迟疾病的发生，阻止疾病的恶化，限制残疾，促进康复，使之达到最佳的健康状态。

3. 恢复健康

是护理对象在患病或出现健康问题后，帮助其改善健康状况，提高健康水平。包括：为

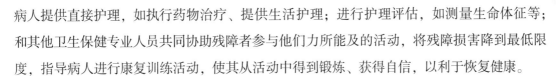

病人提供直接护理，如执行药物治疗、提供生活护理；进行护理评估，如测量生命体征等；和其他卫生保健专业人员共同协助残障者参与他们力所能及的活动，将残障损害降到最低限度，指导病人进行康复训练活动，使其从活动中得到锻炼、获得自信，以利于恢复健康。

4. 促进健康

是帮助人群获取维持健康时所需要的知识及资源，其目标是帮助人们维持最佳健康水平或健康状态。可以通过健康教育，使人们理解和懂得参加适当的运动有益于增进健康。包括：教育人们对自己的健康负责，建立健康的生活方式、提供有关合理营养和平衡膳食方面的咨询、解释加强锻炼的意义、告知吸烟对人体的危害、指导安全有效用药、预防意外伤害和提供健康信息以帮助人们利用健康资源等。

（三）范畴

1. 护理学的理论范畴

（1）护理学研究的对象、任务、目标

护理学的主要研究目标是人类健康；服务对象是全体人群；护理学研究的主要任务是应用护理的理论、知识、技能进行护理实践活动，从而为护理对象提供有针对性的、整体的及连续的服务。

（2）研究护理学与社会发展的关系

包括护理学在社会中的作用、地位和价值；社会对护理学发展的促进和制约因素；信息高速公路的建成对护理工作效率的积极影响，同时促使护理专业向着网络化、信息化方向发展。

（3）护理专业知识体系与理论

专业知识体系是专业实践的基础。自 20 世纪 50 年代后，涌现出多种护理理论与概念模式，这些理论用于指导临床实践，对提高护理质量、改善护理服务起到了积极作用，并为护理教育、科研和管理提供了依据，也为人们验证和发展这些理论或建立新的理论，奠定了基础。

（4）护理交叉学科和分支学科

21 世纪医学发展的特点就是各专业学科交叉渗透，而综合出的学科领域，成为新的交叉学科如护理心理学、护理伦理学、护理美学、护理教育学、护理管理学等，而在原有学科的基础上对其各个部分、各个方面进行研究发展，从而形成原有学科的分支学科，如老年护理学、社区护理学、急救护理学等一批分支学科，这些新的综合型、边缘型的交叉学科和分支学科在更大范围内促进了护理学科的发展。

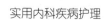

2. 护理学的实践范畴

（1）临床护理

①基础护理：运用护理学的基本理论、基本知识和基本技能来满足病人的基本生活、心理、治疗和康复的需要，如膳食护理、排泄护理、病情观察、临终关怀等，是各专科护理的基础。②专科护理：以护理学及相关学科理论为基础，结合各专科病人的特点及诊疗要求，为病人提供护理。如内科、外科、妇科、儿科病人的护理和急救护理等。

（2）社区护理

根据社区的特点，对社区范围内的居民及社会群体开展疾病预防，如妇幼保健、家庭护理、预防接种、卫生宣传、健康教育及防疫灭菌等工作，以促进全民健康水平的提高。

（3）护理教育

护理教育一般划分为基础教育、毕业后教育和继续教育三大类。基础教育分为中专、大专和本科教育；毕业后教育包括岗位培训教育及研究生教育等；继续教育是对从事临床护士提供以新理论、新知识、新技术和新方法为目标的终身性在职教育。

（4）护理管理

是运用现代管理学的理论和方法，对护理工作的诸要素如人、财物、时间、信息等进行科学的计划、组织、人力资源管理、指导与控制等，以确保护理工作正确、及时、安全、有效地开展，为护理对象提供优质的服务，提高护理工作效率和工作质量。

（5）护理科研

是运用科学观察、有计划地实验、调查分析等方法揭示护理学的内在规律，促进护理理论、知识、技能和管理模式的更新和发展。从而推动护理学的发展。

二、护士素质

护理工作面对的是人的生命，因此，临床护理工作岗位需要的是合格的护理人才，因而对护士的素质有着特殊的要求。

（一）护士素质的含义

1. 素质的概念

人的素质是以人的先天禀赋为基础，在后天环境和教育影响下形成并发展起来的内在的、相对稳定的身心组织结构及其质量水平。素质是以人的生理和心理作基础，以其自然属性为基本前提的。也就是说，个体生理、心理成熟水平的不同决定着个体素质的差异，因此，对人的素质的理解要以人的身心结构及其质量水平为前提。素质只是人的心理发展

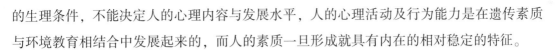

的生理条件，不能决定人的心理内容与发展水平，人的心理活动及行为能力是在遗传素质与环境教育相结合中发展起来的，而人的素质一旦形成就具有内在的相对稳定的特征。

2. 护士素质的概念

是专业护士所应具备的素质。是在一般素质的基础上，根据护士职业的需要，对护士提出的素质要求。包括品德、科学文化、专业能力、身体心理等方面的素质要求。

（二）护士素质的基本要求

1. 品德素质

包括品行素质及职业道德素质两个方面。

（1）品行素质

热爱祖国，热爱人民，热爱生命，具有高尚的品行是护士必备的条件，要有高尚的道德情操及正确的人生观、价值观，能做到自尊、自爱、自律、自强，具有为人类健康服务的奉献精神。

（2）职业道德素质

具有高尚的护理道德和思想情操，诚实、敬业、慎独。具有高度的责任感和同情心，工作时兢兢业业，一丝不苟，积极主动，忠于职守，为增进人民健康，减轻人民痛苦，预防各种疾病而努力做好本职工作，全心全意为人民的健康服务。

2. 科学文化素质

（1）基础文化知识

现代护理学的发展要求护士具有一定的文化素养和外语应用能力，以便能更迅速地接受现代科学发展的新理论、新技术，为终身学习打下坚实的基础。

（2）人文科学及社会科学知识

与传统的护理相比，现代护理学的最大特点就是在护理过程中，更加尊重"人"，尊重"生命"，尊重"人的需要"。医学模式的转变，已将护理学科从纯医学范畴转变到自然科学与社会科学相结合的交叉领域。护理学无论是作为独立学科，还是工作内容、范围的转变与扩大，都需要人文科学与社会科学知识。因此，不断拓宽自己的知识面，以便及时掌握病人的心理及情绪变化，最大限度满足病人的健康需求是十分必要的。

3. 专业能力素质

（1）坚实的专业知识

拥有扎实学科知识对护士来说是十分重要的。作为现代护士，应掌握坚实的医学基础知识、临床医学知识、护理专业知识，只有这样才能为病人提供良好的健康服务。

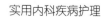

（2）高超的专业技能

①规范的操作技能：护理技术操作是护士的基本功，不具备这种能力就不可能当好一名护士。护理操作通常直接或间接作用于人体，因而各种操作不得有丝毫的马虎，应做到规范、熟练。②敏锐的观察能力：护理实践中，病人的病情及心理状态是复杂而多变的，有时病人身体或心理微小的变化，恰是某些严重疾病的先兆。护士只有具备敏锐的观察能力，才能预先发现这些变化，做到"防患于未然"。③较强的思维能力：护理学是一门应用性很强的科学，经常需要护士发现并解决病人现存或潜在的健康问题，这就要求护士在整个护理过程中，能综合地分析问题，有评判性思维和解决问题的能力，有获取新知识的意识和创新能力，护士应有终身学习的意识，不断关注本学科新的发展和变化，及时补充自己的欠缺与不足，善于发现工作中的问题并能设法解决这些问题，使自己不仅能跟上学科发展的步伐，同时有所创新。④灵活的应变能力：临床护理过程中，各种情况瞬息万变，因此，护理工作中应做到灵活机智，当机立断，以便有针对性地、最大限度地满足病人的健康需求。

三、护理学的意义

现代护理学越来越强调"整体人"概念，人不仅是一个生物学意义上的整体，同时也是生物——心理——社会意义上的结合体，同时在临床护理中还应把病人与其所处的环境看成一个整体，因此，护士的护理行为可以影响到病人和社区的健康。为了更好地为病人服务，满足人群和社会对护理的需求，护士首先要掌握好护理学的基本理论、基本知识和基本技能。《护理学基础》作为护理专业的骨干课程，其所包含的护理基本理论、基本知识和专业技能，是将来所有临床与社区护理工作必需的理论、知识和技能，是未来工作的基础，基础护理工作做得好坏直接关系到将来是否有资格为病人服务。因此，每一位志愿从事护理工作的人员都要对此有充足的心理与思想准备，因为护士的职业道德、职业信念和专业思想境界都与此密切相关，是学好本门课程的关键。

四、护理学的方法

（一）学习任务

本门课程的任务是要求护士建立起基本的护理学概念和帮助他们掌握有关护理专业技能。建立整体护理观，培养和形成良好的职业素质和护理职业操守，使学生初步具备从事临床护理工作的能力，为临床护理专业课的学生打下一个良好的基础。

（二）学习要求

本课程对理论部分的教学要求分为三个层次：掌握、理解、了解。掌握是指对基本理论、基本知识能有较深的理解，并能灵活地运用于临床；理解是指能够懂得概念、医学原理的基本意义、能解释护理现象；了解是指对基本知识、基本理论能有一定的认识，能够记忆所学的知识要点。本课程对实践教学的要求分为熟练掌握与学会两个层次。熟练掌握是指能够独立、正确、规范地完成护理常用技术操作；学会是指在教师的指导下独立完成较为简单的护理操作。本教材突出对所学内容的核心知识、核心技能的理解与掌握。

（三）学习方式

同学们应养成良好的学习习惯，在每一堂新课学习之前，应做好充分的预习，提前对本次学习的内容有所了解，结合课堂学习基本当堂消化所学内容，课后充分复习与记忆所学知识，对于技能操作部分也应进行反复的练习，直到熟练为止。另外，每堂课后应及时完成相应的作业，可根据每节的核心知识、核心技能的要求进行反复练习。

学习是一个循序渐进的过程，任何知识与技能都不可能轻松地就能掌握，所以同学们应对学习中将遇到的困难有心理准备，时刻准备克服困难，战胜畏难情绪，在向着成为南丁格尔式护士的目标前进的过程迅速地成长、成熟起来。

第二节　整体护理与护理程序

一、整体护理

随着医疗卫生保健体系的转变，护理职业也发生了改变，护士不仅扮演着健康照顾者的角色，同时还是咨询者、倡导者、合作者、管理者、教育者和研究者。护士只有深刻理解整体护理思想，熟练运用护理程序，才能使自己适应现代护理的需要。

（一）整体护理的概念

整体护理是一种以护理对象为中心，视护理对象为生物、心理、社会多因素构成的开放性有机整体，根据护理对象的需求和特点，以满足护理对象的身心需要、恢复和促进健康为目标，运用护理程序的理论和方法，实施系统、计划、全面的护理实践活动。

人是一个整体，是一个由生理、心理、社会、精神、文化等诸多要素组成的统一体。这是因为人不仅仅是一个单纯的生物体，更是一个有思想、有情感、有创造性、过着社会生活的社会人，因此，人具有生物和社会的双重属性。人的生理、心理、社会等方面相互作用、相互影响，其中任何一方面的功能变化都可在一定程度上引起其他方面的功能变化，从而对人的整体造成影响。例如，生理疾患会影响人的情绪和社会活动，心理压力和精神抑郁也会造成身体不适；而人体各种功能的正常运转，又有力地促进了人体整体功能的最大发挥。因此，护理的对象不是"疾病"，而是一个整体的人。

人同时又是一个开放的系统，人是生活在复杂社会中的有机体，无时无刻不在与其周围环境发生着关系，在护理工作中，护士不仅应关心护理对象机体内部各系统或各器官功能的协调平衡，同时还要注意其周围环境如家庭、单位、社区等对机体的影响，这样才能使人的整体功能更好地发挥和运转。

人还有基本需要，人的基本需要是指人为了维持身心平衡及求得生存、成长与发展，在生理上与精神上最低限度的需要。人的需要是多种多样的，在生理方面的基本需要如饮食、排泄、休息、活动、睡眠等；在心理社会方面的需要如社会交往、情感表达、尊重、自我价值的实现等。当基本需要得到满足时，人就处于一种相对平衡的健康状态；反之，则可能陷入紧张、焦虑、愤怒等不良情绪中，影响个体的生理功能甚至导致疾病。护理的功能就是帮助服务对象满足基本需要。

人的自我概念，自我概念是指一个人对自己的看法，它是随着个体与环境的不断互动，综合环境中其他人对自己的看法与自我认识而形成的。自我概念是个人身心健康的必要元素，它可影响个人的所思所想与所作所为。拥有良好的自我概念者对自身的能力、天赋、健康、容貌等拥有足够的信心，因此，它能有效地抵御一些身心疾病的侵袭并能更好地面对人生。

（二）整体护理的思想内涵

1. 强调人的整体性

整体护理以护理对象是开放性整体为思考基础，认为人是由相互作用的各部分组成的整体，和外界环境保持着相互适应的关系，具有不断发展变化的动态过程，应将护理对象视为生物的、心理的、社会文化的、发展的人，强调人与环境的相互影响。

（1）护理贯穿于人生命的全过程

即从胚胎发育到死亡都需要护理服务，包括妊娠保健、新生儿护理、儿童护理、成人护理、老年护理和临终关怀。

（2）护理贯穿于人的疾病和健康的全过程

在人类健康与疾病的动态平衡中，始终有护理的介入。护理对象不仅包括患病的人，也包括健康的人；护理不仅帮助人们恢复健康，也帮助人们维护健康和提高健康水平。

2. 强调护理的整体性

整体护理要求为护理对象提供全方位的护理，包括生理、心理、社会等方面，同时考虑人生长发育的不同阶段和不同层次个体的、独特的需要。

护理对象不仅包括个体，也包括群体；不仅包括个人，也包含家庭、社区。护理的最终目标是提高全人类的健康水平。

人有不同程度的自我护理能力，并且都希望自己有健康的身体和良好的心理状态。因此，人不是被动地等待治疗和护理，而是主动寻找有关的健康信息，积极参与维护健康的过程。而护士在护理工作中应时刻从病人的生理、心理、社会、文化、精神等方面评估病人的健康问题，给予帮助和指导，并充分调动人的主观能动性，挖掘其潜能，通过健康教育等方式，以促进护理对象恢复或增强自理能力，使病人处于接受治疗和康复的最佳状态。

3. 强调护理专业的整体性

护理是由一些相互关联和相互作用的要素组成的一个系统的整体，护理教育、护理研究、护理管理、临床护理、社区护理等各个环节，以及护士与护理对象之间、护士之间、护士与其他医务人员之间的关系都应紧密联系、协调一致，以使护理真正成为系统化、科学化的专业。

（三）整体护理的实践特征

1. 以现代护理观为指导

认为护理是以人的健康为中心，护理对象不仅是病人，而且也包括健康人；护理服务范畴不仅在医院，而且还包括家庭和社区。

2. 以护理程序为核心

整体护理以护理程序为基本思维和工作框架，从而保证了最佳的护理效果。

3. 实施主动的计划性护理

整体护理摒弃了传统的机械执行医嘱的被动工作性质和片段分割式的护理活动形式，代之以全面评估、科学决策、系统实施、客观评价的主动调控过程。护士是主动的思想者、决策者，充分显示了护理专业的独立性和护士的自身价值。

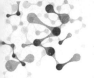
4. 体现护患合作的过程

整体护理充分重视病人及家属的自护潜能，强调通过健康教育来提高病人及家属的自护能力，并提供机会让他们参与自身的护理活动。

二、护理程序

护理程序是护理工作科学化的重要标志。学习和掌握护理程序的基本内容，在临床实践中灵活运用护理程序，是提供高质量护理的重要手段之一。

（一）护理程序的概念

护理程序是护士在为护理对象提供护理照顾时所应用的工作程序，是一种系统地解决问题的方法。具体地说，是指导护士以满足护理对象身心需要，恢复或增进健康为目标，科学地确认护理对象的健康问题，有计划地为护理对象提供系统、全面、整体护理的一种护理工作方法。

护理程序是一个综合、动态、决策和反馈性的思维及实践过程。综合是指用多学科的知识来处理服务对象对健康问题的反应；动态是指护理措施应根据服务对象健康问题的不断发展而随时调整；决策是指针对服务对象的健康问题决定采取哪些护理措施；反馈是指实施护理措施后的结果又影响和决定下一步制定护理措施。

（二）护理程序的步骤及其相互关系

护理程序包括四个步骤：评估、诊断、计划、实施。

护理程序的三个步骤相互联系、相互依赖、相互影响，是一个循环往复的过程，贯穿于护理对象与医疗保健体系接触过程的始终。例如，针对一个病人，当其入院后，护士应该对其生理、心理、社会等方面的状况和功能进行评估，收集这些方面的有关资料，再根据这些资料判断病人存在哪些护理问题，即作出护理诊断，围绕护理诊断制订护理计划，之后实施计划中制订的护理措施，并对执行后的效果进行评价。当护理程序的任何一步出现问题，都将影响其他步骤。例如：评估阶段，如果收集的资料不全面或不准确，那么，根据这些资料所确定的护理诊断，必然不能真正体现病人的问题，紧接着的计划也会出现问题；另一方面，评价虽然处于护理程序的最后一步，但是，评价同时贯穿于护理程序的各个步骤，对比预期目标的结果，找出资料是否存在问题、评价诊断是否准确、计划是否有针对性以及具体实施的情况，以便在今后的护理工作中不断改进。

（三）护理程序的理论基础

在运用护理程序的过程中会涉及很多理论，如一般系统论、人的基本需要论、发展理论、沟通理论、应激与适应理论、解决问题论等。一般系统理论是护理学的基本理论基础，组成了护理程序的框架，对护理实践具有重要的指导作用。护理程序是一个开放的系统，构成系统的要素有病人、护士、其他医务人员、医疗仪器设备、药品及资料等。这些要素既有自己的独特功能，又通过相互作用和与环境的相互作用，构成系统的特定功能。人的基本需要论为收集或处理护理对象的资料、评估护理对象的健康状况和身心需求提供理论依据。生长发展理论为护士观察评估不同年龄阶段的护理对象的身心变化和健康问题提供理论依据。沟通理论用于护理程序的各个阶段，有助于提高护士与护理对象有效交流的能力和技巧。应激与适应理论为护士观察和预测护理对象的生理和心理反应，判断护理对象的适应水平和适应能力，并采取护理干预，提高护理对象的适应能力提供理论依据。解决问题论揭示了解决问题过程的规律和相应的策略，为护士确认病人的健康问题，有效地进行护理干预奠定了方法论的基础。

（四）护理程序的功能特征

1. 整体性

护士在运用护理程序时需要充分体现护理对象的个体特性，根据护理对象生理、心理和社会等方面的需要计划护理活动。所做的一切均在于解决护理对象的健康问题、满足个体需要，由于同样的问题可以由不同原因引起，同样问题可针对护理对象不同需要而采取不同措施，充分体现了以人为中心的整体护理，而不单纯只是针对疾病和症状的护理。

2. 系统性

护理程序是系统理论在护理学科中的应用。护理程序将护理活动中各个要求以有机的方式组合在一起，使每个要素都在系统中发挥最好的功能状态，并协调一致共同实现护理活动的目标。在护理程序的指导下，每项护理任务都是预先安排的系列活动中的一部分，每个护理活动都受先前护理活动结果的影响，并影响到其后的护理活动。

3. 动态性

护理程序并不是只将五个步骤执行一次就可以完结，而是需要随着病人反应的变化，不断地、重复地运用护理程序组织护理工作，甚至在某些护理情境中，这五个步骤几乎同时开展，在任何时候，护理对象的新资料都可能导致护理计划改变和护理活动方向的调整。

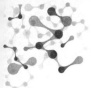
4. 互动性

护士在运用护理程序的过程中，需要随时与病人、家属、医生和其他医务人员进行交流与协作，在制订计划和实施时取得病人的理解与参与，使病人从被动接受护理转变为主动参与配合护理。在参与过程中使病人的健康意识和自我照顾能力得到增强；并且帮助护士探知自身的力量和局限性，取得自我和专业的发展。

5. 目标指向性

护理程序的运行过程中，护士制定了与护理对象健康状况相关的特定目标，并选取与之相适应的护理方法。一旦这些被写入护理计划，每一位护士都能清楚地知道如何来执行计划。护理对象可以获益于护理工作的连续性，而每位护士的护理工作都可以帮助护理对象达到其目标。

6. 普遍适用性

护理程序是一种护理工作的方法，可以在任何护理情境下使用。无论护理对象是个人、家庭还是社区，无论护理场所是医院还是其他健康服务机构，都可以灵活运用护理程序。

护理程序独立于医疗程序，却又平行于医疗程序。医疗程序关注的是疾病的过程，而护理程序是直接指向护理对象对健康问题的反应，因此，评判性思维和科学决策贯穿于护理程序的全过程。事实上，护理程序只是科学思维方式的一种简单变化，它帮助护士组织护理实践，并使之系统化和概念化。护士必须运用评判性思维进行判断、推理并采取措施，这样才能成功地应用护理程序。

第三节　医院及病人的入院和出院护理

一、病人的入院护理

病人入院护理是指病人经门诊或急诊医生诊察后因病情报需要，由医生建议住院并签发住院证后，由护士为病人提供的护理。入院过程是病人进入医疗环境的开始，病人在这个过程中所获得的印象会强烈影响日后接受治疗和护理的态度。

（一）入院程序

1. 办理入院手续

病人或家属持医生签发的住院证到住院处填写表格，办理入院手续。住院处接收病人后，立即通知病区值班护士准备接收新病人。

2. 卫生处置

住院处设卫生处置室，由护士管理，根据入院病人的病情对其进行卫生处置，如沐浴、更衣等。危、急、重症病人或即将分娩者可酌情免浴。病人如有头虱、虮者，先行灭虱处理，再沐浴更衣。传染病人或疑似传染病人者，应送隔离室处理。病人换下的衣服和不需要的物品可交家属带回或按手续暂存放在住院处。

3. 护送病人入病区

由卫生处置室护士送病人入病区，方式根据病情可选用步行、轮椅、平车或担架护送。护送时注意保暖，不应中断必要的治疗（如输液、给氧）。外伤者还应注意卧位及患肢位置。送入病区后与值班护士就病人病情及物品进行交班。

（二）病人入病区后的初步护理

1. 一般病人的入院护理

（1）准备床单位

接住院处通知后，病区值班护士应立即根据病情需要准备床单位，将备用床改为暂空床。传染病人应安置在隔离病室。备齐病人所需用物，如面盆、痰杯、热水瓶、拖鞋等。

（2）迎接新病人

新病人入院进入一个陌生的环境后，希望被认识、被理解和被尊重，护士应以热情的态度、亲切的语言接待病人，做好入院指导。向病人作自我介绍，为病人介绍同室病友，并引导病人及家属认识病房的环境，如厕所、浴室、护士站、治疗室、公共电话亭及有关人员，使病人尽快适应医院的环境，以自己的行动和语言消除病人的不安情绪，使病人有宾至如归的感觉。

（3）通知主管医师诊视病人

必要时协助体检、治疗或抢救。通知营养室准备病人的膳食，按"分级护理"进行护理。

（4）常规检查

测量体温、脉搏、呼吸、血压及体重，需要时测量身高。

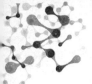

（5）介绍与指导

向病人及家属介绍病区环境、病人单位的设备及使用法（如呼叫系统的使用等），病房及医院的常规（如会客时间、用餐时间等），指导常规标本的留取方法、时间及注意事项。

（6）按护理程序进行入院评估

对病人的健康状况进行评估，以了解病人的健康问题以及身心需要，为制订护理计划提供依据。

2. 急症、危重病人的入院护理

病区接受的急诊病人多从急诊室直接送入或由急诊室经手术室手术后转入。护士接到住院处通知后立即做好以下工作：

（1）准备床单位危重病人应置于危重病室或抢救室，并在床上加铺橡胶单和中单；对急诊手术病人，需铺好麻醉床。

（2）备好急救器材及药品，如氧气、吸引器、输液器具、急救车等，通知有关医生做好抢救准备。

（3）病人入病室后，密切观察病情变化，并积极配合医生进行抢救，做好护理记录。

（4）对意识不清的病人或婴儿，暂留陪护人员，以便询问病史等有关情况。

二、病人出院的护理

病人经治疗和护理，病情好转、稳定或痊愈，经医生同意可以出院。出院护理是指病人出院时，护士对病人进行的一系列护理活动。其目的是：了解出院病人的生理、心理及社会再适应能力，以协助其返回社会；指导病人和家属，出院后仍需继续执行的治疗的护理活动；清洁和消毒病人用过的一切用物；重新布置病人单位，以备迎接新病人。

（一）出院前的护理

（1）医生根据病人健康状况，决定出院日期，护士按出院医嘱将出院日期通知病人及家属，做好出院准备。

（2）根据病人的健康状况，进行恰当的健康教育，指导出院后病人自行实施的护理技术（如休息、饮食、用药、功能锻炼等），提示复查日期、时间。

（3）注意病人的情绪变化，必要时给予安慰和鼓励，以增进其信心，以减轻因离开医院所产生的恐惧与焦虑。

（4）征求病人对医疗护理等各项工作的意见，以不断提高医疗护理质量。

（二）出院时的护理

1. 执行出院医嘱

（1）注销所有治疗、护理执行单（服药单、注射单、治疗单、饮食单、护理单等），注销各种卡片（如诊断卡、床头卡、注射卡、治疗卡、服药卡等）。

（2）病人出院后仍需继续服药时，护士凭出院医嘱处方到药房领取药物，交病人带回，并指导用药。

（3）填写出院通知单，指导病人或家属到出院处办理出院手续。

2. 协助

协助病人清理用物，归还寄存的物品，收回病人住院期间所借衣物。

3. 护送出院

根据病人病情用平车、轮椅或步行送病人至医院门口。

（三）出院后的护理

（1）填写出院病人登记本。

（2）按出院顺序整理病案后，交病案室保存。出院病案的排列顺序：住院病案首页、出院记录或死亡记录、入院记录、病史及体格检查、病程记录（手术、分娩记录单等）、各种检验、检查报告单、护理病案、医嘱单和体温单。

（3）处理床单位

①撤去床上的污被服，放入污衣袋，送洗衣房处理。

②床垫、床褥、枕芯、棉胎放于日光下暴晒 6 小时，或用紫外线照射消毒。

③床及床旁桌椅用消毒液擦拭，非一次性面盆、痰杯用消毒液浸泡。

④打开病室门窗通风。

⑤铺好备用床，准备迎接新病人。

三、家庭病床

（一）家庭病床收治的对象与范围

1. 病情适合在家庭休养，给予支持治疗和减轻痛苦的病人，如石膏固定后的骨折病人等。

2. 经住院治疗、急诊留观或手术恢复期，病情稳定仍需继续治疗的病人，如脑卒中、恢复期病人等。

3. 年老、体弱、行动不便，到医院就诊有困难的病人，如关节疼痛、痴呆、临终病人等。

（二）家庭病床的护理工作

负责家庭病床的护士具有高度的自主权和独立性，应掌握必要的医学、护理学的理论知识和较强的实践技能；还应具有一定的文化素养和必要的人文科学知识、有良好的处理人际关系的能力；要以人的健康为中心，按护理程序的工作方法，收集资料，制订护理计划，落实各项护理措施，满足病人需要，为病人解决护理问题。

1. 提供治疗及护理如注射、换药、按摩、导尿、灌肠、外科换药等。观察、掌握病情的变化，根据病情需要测量体温、脉搏、呼吸、血压并记录。

2. 给予康复护理指导如肢体功能、呼吸功能及膀胱功能的锻炼等。

3. 进行健康教育介绍有关疾病的防治知识、卫生习惯、科学的饮食起居知识和家庭中一般物品的消毒隔离方法；还要对病人进行自身健康的责任与意识的教育，提高综合性的自我护理能力。

4. 做好心理护理采用合适的语言与非语言交流技巧，给予病人安慰、鼓励和勇气，以避免有害的应激源造成的不良影响；协助病人维持身心平衡，使其在生理、心理各方面都处于接受治疗和护理的最佳状态。

5. 解决健康问题及时解决病人存在或潜在的健康问题，做好效果评价的记录。出入院护理。

（三）出入院护理

1. 医院：任务、种类、组织结构

2. 护患关系：病人的权利义务、护士角色、护患关系

3. 门、急诊：门诊工作内容、急诊抢救（物品、人员）

4. 铺床法：备用床、暂空床、麻醉床

5. 入院护理：手续、处置、病区初步护理（一般、急重症）

6. 出院护理：出院前、出院时、出院后

7. 病人运送法：轮椅、平车（挪动法、单人、2~4人法）、担架

第二章 临床护理管理

第一节 护理质量管理

一、护理质量管理的基本概念

（一）护理质量管理的相关概念

1. 质量

质量又称为"品质"。在管理学中狭义的质量概念常指产品或服务的优劣程度；广义的质量主要包括过程质量和工作质量。国际标准化组织（Internationa L Organization for Standardization，ISO）将质量定义为：反映实体满足明确和隐含需要的能力和特性总和。质量一般具有三层含义，即规定质量、要求质量和魅力质量。规定质量是指产品或服务应达到预定的标准；要求质量是指产品或服务的特性满足了顾客的要求；魅力质量是指产品或服务的特性超出了顾客的期望。质量概念产生于人们的社会生产和服务中，具有如下特征：

（1）客观规律性

质量反映的是某种产品或某项服务工作的优劣程度。从表面上看似乎是人们主观规定的，其实它是客观实际的需要，质量标准必须符合客观实际，离开客观实际需要的质量标准是无用的。质量有它自身形成的规律，人们是不能强加其上的。同时，质量又受到客观因素制约，在经济和技术不发达的国家或地区，它所生产的产品及服务质量与经济发达国家或地区所生产的产品及服务质量相比就有差距。同一经济技术水平的行业和部门，人员素质高，管理科学严格，其产品质量或服务质量就好，相反就差。由此可见质量具有客观的规律性。

（2）可比较性

质量是可分析比较和区别鉴定的，同一规格的产品有的使用寿命长，有的使用寿命短，有的加工精细，有的加工粗糙。同一服务项目有的深受用户满意，有的用户意见很大，这种差别来自比较的结果，人们通过比较与鉴别，选择质量高的产品和服务。因此，对产品或服务质量必须有预定的标准，以便于人们对比和鉴定。有的产品或服务质量特性是可以计数的，我们可以称之为计量质量管理和计数质量管理，如在医院管理中，对各种生化指标的质量控制、药品质量管理就是计量质量管理；对医院的级别划分、临床转归的分类、住院患者满意率的管理就是计数质量管理。

2. 护理质量

护理质量是指护理工作为患者提供护理技术和生活服务的过程和效果，表现为护理服务的优劣程度。护理质量不是以物质形态反映其效果和程度，而是通过护理服务的实际过程和结果表现出来的。广义地讲，护理质量是指护理管理所涉及的各个方面的工作质量的总和。狭义地讲，护理质量主要是指临床护理质量，包括基础护理、危重患者护理、专科护理、护理技术操作、健康指导、护理文件书写等方面的质量。护理服务与其他服务大致相同，其服务质量是由护理设施、护理技能、护理人员及其与服务对象之间的行为关系而决定。

3. 质量体系

质量体系是全面质量管理的基础，是为实现质量管理所构建的组织结构、实施程序及所需资源的总和。按照体系目的分为质量管理体系和质量保障体系。

4. 护理质量管理体系

护理质量管理体系在护理质量管理中具有指挥和控制作用，是指实施护理质量管理所需的组织结构、程序、过程和资源，是建立护理质量方针和质量目标并为实现该目标而持续运行的体系。其基本要素包含管理者职责、人员和物质资源、质量体系结构、与护理对象的沟通等，它们之间是相互作用和相互影响的。

（二）护理质量管理探析

1. 定义

护理质量管理是指按照护理质量形成的过程和规律，对构成护理质量的各要素和环节进行计划、组织、协调和控制，以保证护理质量达到规定的标准，满足甚至超越服务对象需要的活动过程。

2. 对象

护理质量管理的对象包括人、财、物、时间、信息，这五个基本要素是构成护理质量的基础。

（1）人

人是管理的第一要素。护理质量管理中的人是指护理人员和服务对象。各级护理管理者和临床护理人员是决定护理质量高低的重要因素，他们的专业思想、敬业精神、业务能力、服务态度和管理水平都会直接影响护理质量。提高护理管理者的管理能力和专业水平，培训护理人员的业务技能，对全员进行质量教育是护理质量管理的重要内容。服务对象的消费行为和对护理服务的期望值也是影响护理质量的主要因素，因此服务对象对护理质量的评价也常常带有个人的主观意愿。在护理质量评价中，如何把主观判断转化为科学定量、定数的分析，是护理质量管理面临的最大挑战。

（2）财

财是指经济和财务。加强经济及财务管理，降低服务成本，产生最大的经济效益和社会效益。在护理质量管理中，科学地应用经济杠杆，引入激励机制，奖罚分明，能有效地调动护理人员工作的积极性。对服务对象而言，则是要在提高服务质量的同时降低成本。做到合理收费，提高服务性价比是护理质量管理成效的具体反映。

（3）物

物是指护理工作所需的基本设施、仪器设备、卫生消耗材料、消毒物品和抢救器材等。物是保证护理质量的物质基础，其性能、质量和数量是质量管理的重点，如物品的定位存放、定期维护和保养及定期消毒灭菌等，使物品和药品随时处于备用状态，既能保证护理工作的顺利而有序进行，又能保障患者的安全。

（4）时间

时间就是生命，时间就是金钱，时间就是效率。加强时间管理，对患者而言，就是要缩短门诊患者的候诊时间、降低住院患者的平均住院日以及争取急诊患者的抢救时间等，这些都与护理密切相关。加强医院各部门、各环节的通力合作，才会产生高效率的医疗护理服务。时间管理体现在护理管理中，如科学、弹性的排班，优化护理工作程序，合理进行护理人员的动态调配，有效地利用人力资源等。

（5）信息

信息是进行质量管理的基础，是科学决策的依据。对信息的管理贯穿在信息收集、加工、存储、检索、传递、利用和反馈的全过程。在护理质量管理中，应用计算机信息管理系统收集信息、处理信息，并对各方面的信息综合、分析和利用，对护理质量管理活动具有实际指导作用，有助于提高护理质量和护理工作效率，如危重患者的监护系统中应用计算机管理，可以大大降低护士的劳动强度和主观判断的误差。

3. 重要性

护理工作是为患者健康服务的职业，对患者的生命健康担负着重要责任。所以，护理工作必须体现以患者为中心的服务思想，要求对人民负责的根本方针，不断提高技术水平和服务质量。实施护理质量管理对促进护理专业的发展，提高科学管理水平的重要性有如下几个方面：

（1）服务对象的特殊性决定了护理质量管理的重要性

护理服务的对象是患者，患者不仅具有生物特点，而且更具有社会和心理特点。医疗护理质量关系患者的生死安危，各项护理活动都要通过护士落实到患者的机体上，每项护理服务活动都与人的健康甚至生命息息相关。安全、健康和环境是世界关心的三大质量问题，生命质量第一，人的安危第一，护理质量不容忽视。

（2）护理服务范围的拓宽，要求护理发展跟上时代的要求

随着科学技术的进步，医疗事业的迅速发展，护理技术也发生了惊人的变化，人工心肺机、各种监护仪、呼吸机和透析机的临床应用给患者带来了新的希望。但是，仪器设备的运转功能是影响患者生命安危的直接因素，使用仪器的护理人员也是影响患者生命安危的重要因素。护理服务质量高、技术好，有助于提高患者的生命质量。相反，则会损害患者的生命质量，如物品消毒不彻底引起的医源性感染；仪器效能掌握不好或使用不当引起的失误或损害等。

（3）护理服务的普遍性说明护理质量管理在提高医疗水平方面占有重要地位

患者治病与康复的关系是"三分治疗，七分护理"，这充分说明护理在医疗中的地位和作用。护理人员每天与患者接触最多，患者的饮食起居、病情变化、心理状态及环境状况，护士了解得最直接、最清楚，护士能否及时把握患者的病情变化并将信息及时传递给医生，对治疗及康复十分重要，这就要求具有高质量的护理服务水平。

（4）护理质量管理内涵的多样性和质量管理的复杂性，需要全面管理

随着患者对医疗护理的期望值越来越高，不仅期望服务态度、仪表举止、技术操作、生活服务、病房环境和健康指导好，而且更希望被尊重和被重视，如门诊护士的服务态度会使就医者产生第一质量印象，被称为"先锋质量"。患者住院后希望受到热情的接待、有舒适的生活环境、对病情有所了解、收费合理，并得到高水平的治疗与护理等，被称为"过程质量"。当患者出院或离开医院后，会对整个就医过程和治疗护理效果产生最后质量印象，被称为"终末质量"。

4. 基本任务

（1）建立质量管理体系，明确质量职责

完善的质量管理体系，是进行质量管理活动、实现质量方针及质量目标的重要保证。护理质量是在护理过程中逐步形成的，要使护理服务过程中影响质量的因素都处于受控状

态，保证护理质量，就必须建立完善的质量管理体系。只有明确护理人员在护理质量管理中的具体任务和职责，才能有效地把各部门、各级护理人员、各种质量要素、各项工作和活动以及物资组织起来，形成一个目标明确、职权清晰、协调一致的质量管理体系，以实现质量的方针和目标。

（2）进行服务质量教育，强化质量意识

质量教育是质量管理的一项重要基础工作，质量教育的第一任务是灌输质量意识，树立质量第一、以患者为中心的思想，使护理人员认识到自己在提高质量中的责任和重要性，明确提高质量对于整个社会和医院的意义，在临床护理工作中能自觉采取行动，保证护理质量。其次要进行质量管理方法的训练和导入。尽管人们对质量的重要性已有相当的认识，但不懂得应用质量管理的方法，质量问题仍然得不到实质的解决。

（3）制定护理质量标准，规范护理行为

质量标准是质量管理的基础，也是规范护理行为的依据。因此，制定护理质量标准是护理管理者的重要工作，也是质量管理的基本任务。只有建立科学、细致的护理质量标准体系，才能达到规范行为之目的。

（4）强化护理资源管理，提高服务效益

护理资源是确保质量体系运行的截流条件。为实现医院的质量方针和目标，满足患者的需要与期望，护理管理者应根据质量要求，合理分配和利用资源，如人力资源、基础设施和工作环境等。同时要注意成本控制，为患者提供高性价比的护理服务，以取得良好的经济效益和社会效益。

（5）开展全面质量控制，保证护理质量

质量管理需要各部门和全体人员参与，综合利用先进科学技术和管理方法，有效控制质量的全过程和各个因素，是保证和提高质量的方法。建立质量可追溯机制，利用标签、产品编号等对产品及其检验、加工状态进行唯一标识，以防产品误用和出现问题时能追查原因。如在进行全面质量控制中强调"四个一切"的思想，即一切以预防为主、一切以患者为中心、一切以数据为依据、一切遵循 PDCA 循环，使质量管理从整体控制和深化程度上都能达到新的水平。

（6）完善质量信息反馈，持续质量改进

持续质量改进是质量管理的灵魂，建立质量信息反馈是质量管理中的一个重要环节。及时、准确有效的信息，能使护理人员了解护理质量存在的问题，采取措施及时解决，循环反复，达到持续质量改进的目的。

二、护理质量管理的基本原则

（一）护理质量管理的特点

1. 护理质量管理的广泛性

护理质量管理涉及医院各个流程和部门。随着医学技术和护理学科的发展，护理质量管理的范围正在不断拓宽。一是护理服务已从医院扩展到社区甚至家庭，从患者扩展到有健康服务需求的人，服务内容也从疾病护理扩展到全身心的整体护理；二是伴随各种新技术、新业务的开展，如器官移植技术、介入治疗、各种监护仪、呼吸机、静脉留置针等在临床广泛应用，对护理质量管理也提出了更高的要求。加之护理人员培训、医院感染管理及仪器设备维护保养使用等问题，都直接对护理质量有一定的影响。护理质量管理不仅有护理技术质量管理、护理制度管理、护理信息管理等，而且包括病房、门诊、急诊、手术室、供应室、介入室、新生儿室及透析室等各个部门的管理，也都直接影响着医院的整体质量管理水平。

2. 护理服务的群体性

护理服务的群体性一方面是服务对象的群体性，使得护理人员在临床护理中，既要提供公平、公正、一视同仁的服务，又要兼顾患者的个体差异、特殊需求等，实行个性化、人性化、满意的服务。另一方面护理队伍约占医院职工人数的1/3，是医院工作的一大支柱。护理工作强调时间性、连续性、衔接性和整体性，要求既要发挥每个人的技术专长，又要注意整个群体的协调配合。个人技术会影响整体的护理质量，而群体的素质和工作的氛围，又会影响每位护理人员的技术发挥。在护理质量管理中，要注意调动全体护士的积极性，发挥他们的主观能动性，使其以最佳的状态提供最优质的护理服务。

3. 护理质量管理的复杂性

护理质量管理涉及的环节多、人员多和流程多，构成了管理的复杂性。只有遵循全面质量管理的指导思想，建立和实施护理质量管理体系（组织结构、程序、过程和资源），才能保证护理质量。

（二）护理质量管理的原则

1. 以患者为中心的原则

患者是医院医疗护理服务的中心，是医院赖以存在和发展的基础，坚持以患者为中心是护理质量管理的首要原则，医院的一切活动都应该围绕着满足患者需求，并力争超越患者的期望而展开工作。为患者提供基础护理和专科护理技术服务，密切观察病情变化，正确实施各项治疗、护理措施，提供康复和健康指导，保障患者的安全。护理管理者必须时刻关注患者现存的和潜在的需求，以及对现有服务的满意程度，通过持续改进护理质量，最终达到满足并超越患者的期望，取得患者的信任，进而提升医院的整体竞争实力。

2. 全员参与的原则

护理人员的服务态度和行为直接影响着护理质量。护理质量的提高不仅需要护理管理者加强管理，而且也需要全体护理人员的努力。护理管理者要重视护理人员的作用，对护理人员进行培训和开发，提高他们的质量意识，充分发挥他们的主观能动性和创造性，引导他们自觉参与护理质量管理，不断地提高护理质量。

3. 预防为主的原则

预防为主的原则贯穿于护理工作的始终，要树立"三级预防"的观点。一级预防是力争不发生任何质量问题；二级预防是将可能发生的质量问题消灭在萌芽状态；三级预防是当发生质量问题时，将不良影响和损害降到最低。具体的做法是：①把好准入关：即不符合质量要求的人不聘用，未经质量教育培训的人员不上岗，不符合质量要求的仪器设备、药品材料不购进等。②把好过程关：质量在护理工作过程中产生，要求对护理服务的每一个环节认真负责，并充分估计可能出现的问题，防患于未然。③持续质量改进：充分重视护理质量产生、形成和实现的全过程中的各个环节，把质量管理从"事后把关"转变为"事前预防"，增强防范意识，对发生的质量问题认真分析原因，并制定切实有效的改进措施，达到护理质量持续改进的目的。

4. 实事求是的原则

质量管理要从客观实际出发，按照护理工作的特点、规律和医院的实际情况进行，因地制宜、实事求是地开展工作，保证护理质量稳步提高。

5. 系统方法的原则

系统方法是从系统地分析有关数据、资料或客观事实开始，确定要达到的目标，然后通过设计或策划而采用的各种措施和步骤，从而形成一个完整的方案。系统方法的原则是在护理质量管理中采用系统方法，对组成护理质量管理体系的各个过程、环节加以识别、理解和管理，最终达到实现质量方针和质量标准的要求。

6. 标准化的原则

质量标准化是护理质量管理的基础工作，只有建立健全质量管理的制度和"法规"，才能使各级护理人员有章可循。护理质量标准化包括建立各项规章制度、各级人员岗位职责、各种操作规程、各类工作质量标准和检查质量标准等。在质量活动过程中，通过遵循各项标准和不断地修订标准，使之管理科学化、规范化。

7. 基于事实的决策方法原则

基于事实的决策方法是指组织的各级领导在作出决策时要有事实依据，以减少决策不当和避免决策失误。有效的决策必须以充分的数据和真实的信息为基础，以客观事实为依据，运用统计技术，有意识地收集与质量管理目标相关的各种数据和信息，只有这样才能最大化地减少决策失误的风险。如护理管理者要通过检查各项护理措施的实施记录、护理不安全事件报告表、患者和家属投诉表等，对护理服务过程进行测量和监控，从中分析掌握患者满意和（或）不满意情况，以及护理过程、护理服务的进展情况及变化趋势等，利用数据分析结果，结合过去的经验和直觉判断对护理质量体系进行评价，作出决策并采取行动。

8. 过程方法的原则

过程方法及系统识别是管理组织内部所采用的过程，尤其是这些过程之间的相互作用，以此提高质量。对护理管理者来讲，不仅要识别患者从就诊入院、住院到康复出院的全部服务过程，而且要对整个过程的全部影响因素进行管理及控制。不仅要注重终末质量管理，而且更要重视过程的质量管理，确保达到患者的需求。

9. 持续质量改进的原则

持续改进是指在现有水平的基础上，通过一系列的活动，不断提高服务质量、过程及管理体系有效性和效率的循环活动。持续质量改进是质量管理的灵魂，患者的需求是不断变化的，必须坚持持续质量改进，才能满足和超越患者的需求。要求护理人员和护理管理者，要树立追求卓越的质量意识，对影响质量的因素具有敏锐地洞察、分析、反省和解决问题的能力，通过不断地发现问题、解决问题，以达到持续质量改进的目的。

三、护理质量管理的基本过程

（一）质量管理的过程

1. 质量策划

质量策划活动是针对特定的产品、服务、项目或合同而进行的，策划要从人员、设备、材料、工艺、检验和试验技术、生产进度等全面考虑，策划结果要以质量计划的文件形式表达。质量策划包括：①服务策划：即对服务质量特性进行识别、分类和比较，并建立其目标、质量要求和约束条件；②管理和作业策划：即对实施质量体系进行准备，包括组织和安排；③编制质量计划和作出质量改进规定。

2. 质量控制

质量控制是以预防为主，通过采取预防措施排除质量形成各环节、各阶段产生问题的原因，以达到控制偏差和提高质量之目的。质量控制的具体实施主要是对影响产品质量的各环节和因素制定相应的监控计划和程序，对发现的问题和不合格的情况进行及时处理，并采取有效的纠正措施。质量控制强调满足质量要求，着眼消除可能发生的偶发性问题，使产品和体系保持在既定的质量水平。

3. 质量保证

质量保证是一种特殊的管理形式，其实质是组织机构通过提供足够的产品和服务信任度，阐明其为满足顾客和服务对象的期望而作出的承诺。质量保证分为第一、第二、第三方保证：①第一方质量保证是指产品生产者或服务提供者的质量声明和自我质量保证；②第一方对第二方的质量保证是指产品生产者或服务提供者对特定顾客所做的特别质量保证；③第三方质量保证是指社会上具有权威性、客观公正的第三方（通常是专业或行业组织、独立检验试验机构、质量认证机构），通过对产品进行检验、试验及测量，对产品的生产体系或服务体系进行检查与评审，对符合要求的出具有关文件（或颁发证书），证明产品或体系符合某种规定的标准要求。质量保证强调得到顾客的信任，着眼于体系、过程及产品的有效性，即确保体系运行有效，过程稳定可靠，产品质量合格。

（二）护理质量管理的过程

护理质量管理的过程是经过护理质量体系的建立和实施而完成的。

1. 护理质量管理体系的组织准备

（1）领导决策，建立组织

建立质量体系，首先要统一高层管理者的认识，明确建立和实施质量体系的目的和意义、作用和方法。要结合医院具体实际情况，分析找出护理质量存在的主要问题，作出决策。要选择合适的人员组成护理质量管理小组，专门负责制定工作计划并组织实施。

（2）制订计划，确定目标

制订计划是实施质量体系的基础工作，工作计划要明确质量的方针与目标，实施目标管理，责任到人。护理管理者应亲自策划，并利用多种形式宣传质量的方针与目标。

（3）调查现状，选择要素

广泛调查了解本部门质量形成过程中存在的问题及建立质量体系重点要解决的内容，明确质量改进的方向，确定所需要的体系要素，将要素展开为若干个质量活动，确定每个活动的范围、目的、途径和方法。

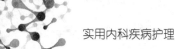

（4）分解职责，配置资源

质量职责的分解应遵循职、责、权、利相统一的原则，做到职、责、权、利清楚明确。职责分解和资源的合理配置是紧密联系在一起的，任何质量活动的实施都要建立在一定的人力、物力资源基础上，根据质量体系建设的需要，在满足活动需要的基础上精打细算，做到人尽其才，物尽其用。

2. 编制护理质量体系文件

护理质量体系文件是对质量方针、目标、组织结构、职责职权及质量体系要素等详细的描述。质量体系文件应体现科学性、先进性、可操作性和经济性，便于管理和控制。

3. 质量体系的实施

（1）教育培训

针对质量体系文件的内容，进行全体成员的教育培训，提高对建立质量管理体系的认识，使技术管理适应新要求。

（2）组织协调

在质量管理体系文件执行中，会因设计不周、体系情况变化等原因而出现各种问题，加之执行人员对质量管理体系文件理解和掌握的程度不同可能造成不协调，应注意在部门之间、人员之间进行协调，及时纠正偏差，保证护理质量管理体系的有效运作。

（3）建立信息反馈系统

质量体系每运行一步都会产生许多质量信息，对这些信息应分层次、分等级进行收集、整理、储存、分析、处理和输出，并反馈到各个执行或决策部门，以便作出正确决策。

（4）质量体系评审与审核

把握质量管理体系的运行状态，对质量体系的文件、运行过程和结果进行评价和审核。

（5）质量改进：保证为患者提供最优质的护理服务，关键是预防质量问题的出现，而不是出现问题才改进。

四、护理质量管理的基本方法

质量管理需要有一套科学合理的工作方法，即按照科学的程序和步骤进行质量管理活动。不断改进是护理质量的思路，需要行之有效的管理方法和技术作为支持，才能达到提高质量的良好效果。

（一）PDCA 循环管理

护理质量管理的方法很多，常用的方法有 PDCA 循环（又称"戴明环"）、DAT 模式、QUACERS 模式、以单位为基础的护理质量保证模式和质量管理圈的活动等，其中 PDCA 循环管理是护理质量管理中最基本的方法之一。

1. PDCA 循环的基本含义

PDCA 循环管理由美国管理专家爱德华·戴明（W. Edwards Deming）提出，故又称之为"戴明环"。它是在全面质量管理理论指导下产生的一种科学工作程序，在质量管理中被广泛地应用。PDCA 是英语 P Lan（计划）、Do（实施）、Check（检查）和 Action（处理）四个词的缩写，它是运用反馈原理对质量进行的管理，是反映质量管理客观规律和运用反馈原理的系统管理方法。

2. PDCA 循环基本工作程序

PDCA 循环是一个多次重复的过程，只有起点，没有终点，一个循环解决一部分问题，尚未解决的问题或者新出现的问题进入下一个循环，但每一次循环都要经过四个阶段、八个步骤。

（1）计划阶段

第一步是分析质量的现状、找出产生质量问题的原因；第二步是确定影响质量的原因和影响因素；第三步是从各种原因和影响因素中，找出影响质量的主要因素；第四步是针对影响质量的主要原因研究对策，制定相应的管理或具体的改进措施。改进措施应具体明确、切实可行，并且取得全体参与人员的理解和支持，根据 5W1H 来制定措施。

（2）实施阶段

这个阶段的主要工作是组织有关护理人员根据第一阶段制订的计划，采取相应的措施，来达到预定的目标。此为 PDCA 循环的第五步。

（3）检查阶段

根据计划的要求，对实施情况进行检查，了解计划执行情况，将实际结果与预期的工作目标相比较，检查计划的执行情况，寻找和发现问题并进行改进。此为 PDCA 循环的第六步。

（4）处理阶段

对检查结果进行分析、评价和总结。具体分为两个步骤：①对检查的结果进行分析和评价。将成果纳入标准和规范中，对失败的教训记录在案，防止不良结果的再发生，此为 PDCA 循环的第七步。②将尚未解决的问题或新发现的问题转入下一个 PDCA 循环中，为制定下一轮循环计划提供资料，此为 PDCA 循环的第八步。

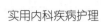

2. PDCA 循环的特点

（1）完整性、统一性和连续性

PDCA 循环作为科学的工作程序，其四个阶段的工作具有完整性、统一性和连续性的特点。在实际应用中，缺少或中断任何一环，该循环将不能进行下去，也就不可能取得预期的效果，只能在较低水平重复。如在护理管理工作中无计划或计划不周，给实施造成困难；或有实施无检查，执行结果不得而知；或有问题未转入下一个 PDCA 循环，致使问题未及时解决，工作质量难以提高。

（2）大环套小环，小环保大环，相互联系，相互促进

医院质量体系是一个大的 PDCA 循环，大循环所套着的层层小循环即为各部门、各科室及病区的质量体系。护理质量管理体系是整个医院质量体系中的一个小的 PDCA 循环，而各护理单元的质量控制小组又是护理质量管理体系中的小循环。医院运转的绩效，取决于各部门、各环节的工作质量，而各部门、各环节必须围绕医院的方针目标协调行动。因此，大循环是小循环的依据，小循环是大循环的基础。通过 PDCA 循环把医院的各项工作有机地组织起来，彼此促进。

（3）循环上升性

PDCA 循环不是简单在同一水平上的重复循环，而是在每次循环中，都能解决一些问题，都能使质量提高一步，取得一些成绩。并在此基础上，确定新的目标和计划，进入新的循环，使质量呈螺旋上升，使管理工作从前一个水平上升到更高一个水平。

3. 运用 PDCA 循环的基本要求

（1）PDCA 循环周期制度化

循环管理必须达到制度化要求。首先明确规定循环周期，周期时间既不宜过长，也不能很短，一般以月周期为宜；其次必须按循环周期作为管理制度运转，不可随意搁置、停顿。

（2）PDCA 循环管理责任制

PDCA 循环能否有效地转动起来，关键在于责任到人。首先是确定循环管理的主持人；其次是组织有关人员参加。

（3）PDCA 循环管理标准规范化

制定循环管理的相关标准、程序和制度，定期进行考核，实现 PDCA 循环运作的程序化。

（二）标准化管理

质量管理标准是以包括产品质量管理和工作质量管理在内的全面管理事项为对象而制

定的标准。其内容一般包括：质量管理名词术语、质量保证体系标准、质量统计标准和可靠性标准等。

1. 标准及标准化的相关概念

（1）标准

标准是指在一定的范围内获得最佳秩序，对活动或其结果规定共同的和重复使用的规则、导则或特性的文件。我国国家标准《标准化基本术语》中定义标准为：对重复性事物和概念所做的统一规定。它以科学、技术和实践经验的综合成果为基础，经有关方面协商一致，由主管机构批准，以特定形式发布，作为共同遵守的准则和依据。标准应以科学、技术和实践经验的综合成果为基础，以促进最佳社会效益为目的，它是标准化概念中最基本的概念。

（2）标准化

标准化是指在一定的范围内获得最佳秩序，对实际的或潜在的问题制定共同的和重复使用的规则的活动。这种活动包括制定、发布及实施和改进标准的过程。这种过程不是一次完结，而是不断循环螺旋式上升的，每完成一次循环，标准水平就提高一步。标准化的重要意义是改进产品、过程和服务的适用性，防止贸易壁垒，促进技术合作。标准化的基本形式包括：简化、统一化、系列化、通用化和组合化。

（3）企业标准

企业标准是对企业内部需要协调统一的技术要求、管理要求和工作要求，由企业自行制定并经企业法人代表批准或授权人批准、发布、实施的标准。企业标准是企业生产、组织经营活动的依据。

（4）行业标准

行业标准是指由国家有关行业行政主管部门通过并公开发布的标准。行业标准应用范围广、数量多，不易收集。《中华人民共和国标准化法》规定：对没有国家标准而又需要在全国某个行业范围内统一的技术要求，可以制定行业标准。行业标准由国务院有关行政主管部门制定，并报国务院标准化行政主管部门备案，在公布国家标准之后，该行业标准即行废止。

（5）地方标准

地方标准是指没有国家标准和行业标准，而又需在省、自治区、直辖市统一的标准。地方标准公布在本行政区域内适用，不得与国家标准和行业标准相抵触，一旦国家标准和行业标准公布实施后，相应的地方标准即行作废。

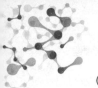

（6）国家标准

国家标准是指由国家标准机构通过并公开发布的标准。《中华人民共和国标准化法》规定：对需要在全国范围内统一的技术要求，应当制定国家标准。国家标准由国务院标准化行政主管部门制定国家标准是各标准中的主体，在全国范围内适用，其他各级标准不得与之相抵触。

2. 标准的分类和级别

标准的分类方法很多。按标准的级别划分，《中华人民共和国标准化法》将我国标准分为四级：即国家标准、行业标准、地方标准和企业标准；按约束力划分，分为强制性标准、推荐性标准和指导性技术文件三种；按对象划分，分为基础标准、产品标准、过程标准、试验标准、服务标准和接口标准等。

3. 护理质量标准

（1）定义

护理质量标准是护理质量管理的基础，是根据护理工作的内容、性质、特点、流程、管理要求、护理人员及服务对象的特点和需求，而制定的护理人员应当遵守的准则、制度、规程和方法。通常由一系列具体的标准组成。

（2）重要性

①护理质量标准是质量管理的重要依据

护理质量管理始于标准，止于标准。建立科学、系统的护理质量标准和评价体系，有利于护理质量的提高。

②标准是护理工作的指南

护理质量标准不仅是衡量护理工作优劣的准则，而且也是护理人员工作的指南。建立系统的、科学的和先进的护理质量标准与评价体系，有利于护理学科的发展、护理人才的培养及护理管理水平的提升。

5. 护理质量标准化管理

（1）定义

护理质量标准化管理是指制（修）定护理质量标准，执行落实护理质量标准，以及不断制（修）定护理质量标准的整个过程，也是护理标准化建设不断完善的过程。

（2）制定护理质量标准的原则

①先进性和科学性原则

护理工作的对象是患者，任何疏忽、失误或处理不当，都会给患者造成不良影响或严重后果。因此，在制定护理质量标准的过程中，要坚持以科学为指导的原则，认真收集资料、广泛查阅文献、总结国内外护理工作正反两方面的经验教训，在充分论证的基础上，按照质量标准形成的规律制定标准。制定的标准不仅要符合法律法规和规章制度的要求，还要坚持以人为本，满足患者的需求，规范护士行为，促进科学化管理，最终达到提高护理质量、促进护理人才培养和护理学科发展的目的。

②客观性和实用性原则

从客观实际出发，掌握医院护理质量水平和国内外护理质量水平的差距，根据医院现有的人力、物力、时间、任务和需求等条件，制定出既基于实际，又略高于实际。标准是护理工作的导向，应经过一定的努力才能达到。

③可衡量性原则

没有数据就意味着没有质量的概念，因此在制定护理质量标准时，要尽量使用可计量的指标，对一些定性标准也尽可能将其转化为可计量指标，以利于统计、分析和评价。

④严肃性和相对稳定性原则

以严肃认真的工作态度，以科学观为指导，以患者为中心，以医疗安全为基础，经反复论证，制定出的具有科学性、先进性的护理质量标准，一经审核通过，必须严肃认真地贯彻执行，并且要保持各项标准的相对稳定性和执行的连续性，不可朝令夕改，让执行者难以适应和落实。

（三）全面质量管理

1. 全面质量管理的基本含义

全面质量管理是指以向用户提供满意的产品和优质的服务为目的，以各部门和全体人员参与为基础，综合利用先进的科学技术和管理方法，有效控制质量的全过程和各个因素，最经济地保证和提高质量的科学管理方法。简单地说，即全面的质量管理、全过程的质量管理、全员的质量管理。全面质量管理的思想强调质量第一、用户第一、预防为主，用数据说话，按 PDCA 循环办事。全面质量管理是一种由用户的需要和期望驱动的管理哲学。

2. 全面质量管理的中心理念

著名的质量大师爱德华·戴明（W. Edward Deming）、约瑟夫·朱兰（Joseph M. Juran）等人都有各自的、具体的全面质量管理的方法，归纳起来这些方法包含五大中心理念，即系统法、全面质量管理工具、注重顾客、管理者的作用和员工的参与。

（1）系统法

全面质量管理方法是将各个部门视为一个整体。管理者应该负责的三个系统，即社会或文化系统、管理系统和技术系统。文化系统又称社会系统，是指整个组织内所共有的一系列信念以及由此产生的行为；技术系统是指工艺和基础设施，主要包括工作环境、流程、技术水平、计算机软硬件和固定资产投入等一系列因素；管理系统是指全员参与生产、服务的各个环节的质量管理，不断提高管理质量和效率。全面质量管理将系统论的思想和方法引入质量管理，使质量管理从单一角度转变为多角度、全方位的管理，各个不同的管理角度互相联系、互相促进和互相制约，使质量管理从整体控制、深化程度上都达到了新的水平。

（2）全面质量管理工具

全面质量管理的工具多种多样，如使用统计方法来进行质量控制；使用鱼骨图来说明影响产品质量和服务的各种因素；使用基准评价方法，即寻找最好的产品流程及服务，并以此作为标准来改善本单位的流程、产品及服务等。

（3）注重顾客

顾客是质量的鉴定人。早期许多管理者过于注重管理手段，他们花大量的时间制定质量指标，进行统计管理等，而不重视顾客的需求，最终的结果是只能生产出管理者自己满意而无人问津的产品。因此，在护理服务的过程中，要认真倾听患者的意见，以满足患者的需求为目标。

（4）管理者的作用

许多管理者认为，一旦质量有问题，责任在于工人或其他某个人（如经理）。全面质量管理最显著的特点之一就是否定了这一论断，这意味着质量问题可能产生于管理层、某个职能部门或其他不注重质量的某个人身上。管理者的职责之一就是找出并且改正产生问题的真正原因，而不是在出现问题后才发现并且把责任归咎于某个人身上。关于管理者的作用，戴明最著名的说法是：一个企业出现的问题，85%产生于整个系统，只有15%源于工人。

（5）员工参与

不论是操作一台复杂的机器还是提供一项简单的服务，一名员工最清楚应如何把工作做好。因此，要实行全面质量管理，不仅需要高层管理者的重视、努力和支持，也需要赋予员工足够的权利，使其发挥主观能动性，在生产的各个环节中自觉地为改善质量而努力。

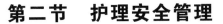

第二节　护理安全管理

一、护理安全的基本概念

（一）护理安全的概念

护理安全的概念有狭义和广义之分。狭义的概念是指在护理服务的全过程中，不因护理失误或过失而使患者的机体组织、生理功能和心理健康受到损害，甚至发生残疾或死亡。广义的概念除包含狭义概念的内容外，还包括因护理事故或纠纷而造成医院及当事人所承担的行政、经济和法律责任等，以及在医疗护理服务场所因环境污染、放射性危害、化疗药物、血源性病原体及针头刺伤等对护理人员造成的危害。护理安全主要包括患者安全和护士安全。

（二）护理安全管理的概念

护理安全管理是指尽一切力量运用技术、教育和管理等三大对策，从根本上有效地采取各种预防措施，防范护理不良事件及安全事故，把护理不良事件及安全隐患消灭在萌芽状态，确保患者安全和护士安全，努力创造一个安全、健康、高效的医疗护理环境。护理安全管理主要包括患者安全管理和护士职业防护。

二、护理安全的影响因素

（一）患者因素

1. 感觉、肢体功能障碍

感觉障碍是指机体对各种形式刺激（如痛、温度、触、压、位置、振动等）无感知、感知减退或异常的一组综合征。肢体功能障碍是指某处或连带性的肢体不受思维控制运动或受思维控制但不能完全按照思维控制去行动。如中风患者的肢体不能受意识支配，有感觉，但没支配意识；又如帕金森综合征患者，肢体不受思维意识控制，自然地摆动，思维控制运动时，又不能自主性运动。因此，任何一种感觉、肢体功能障碍，都会影响个体辨别周围环境中存在或潜在的危险因素，临床常见的如烫伤、冻伤、灼伤、烧伤、跌倒、撞伤和坠床等。

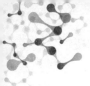
2. 高龄老年人和低龄儿童

伴随年龄的增长，高龄老年人机体的各项功能日渐衰退，健康状况出现不同程度的改变，五官躯干及四肢功能逐渐下降，并出现耳聋眼花、腰弯背驼、语言迟钝、听力减退、视力差、行动缓慢等，直接影响老年患者的安全，容易造成意外伤亡事故。低龄儿童正处于生长期，好动并好奇心强，对危险因素无判断能力，时刻需要成人的保护和照顾，极易发生突发意外事件。临床常见的如烫伤、冻伤、灼伤、烧伤、误吸、误服、抓伤、跌伤、撞伤、自伤、意外走失、跌倒和坠床等。

（二）护士因素

1. 护理风险意识淡漠

随着社会发展、文明进步及卫生知识的普及，人们对自身健康的维护更加重视，自我保护及维权意识明显提高。相对而言，护理人员的护理风险意识淡漠，预见性差，尤其表现在对护理风险的评估和识别。护理风险是指在医院救治过程中，存在于整个护理过程中的不确定性危害因素，直接或间接致患者死亡、损害和伤残事件的不确定性或可能发生的一切不安全事件。在护理工作中，患者的风险事件主要为给药错误、标本错误、压疮、输液反应、跌倒、坠床、导管脱落及意外等；护士的风险事件主要为锐器刺伤、被传染患者或带菌者的血液或体液污染、化疗药物损害、放射性操作影响及谩骂伤害等。

2. 主观方面

护士的职业素质主要包括护士对职业的态度和行为规范，要求护士具有高度的责任感和同情心，忠于职守，专心致志地完成各项护理工作，使患者得到身心的最大满足。但由于护士工作不认真、不遵守护理规章制度，主动性差、粗心大意等是造成护理工作失误的主要原因。如未认真执行"三查七对"而出现的用错药物或输错液体；巡视和观察不及时而出现的患者病情变化、发生意外或死亡；交接班不认真而出现的患者处理不及时或延误治疗等。

3. 客观方面

护士的业务素质主要包括护士对护理学科的基础知识和技能的掌握，以及运用理论知识和专业技能为患者服务的能力，要求护士业务精湛，技术娴熟，有独立判断、处理和解决护理问题的能力。随着护理专业范围的扩展，护士还应具有预防医学、老年医学、公共卫生、营养学、心理学及伦理学等多学科的知识，要不断学习、不断提高，以便更好地满足患者的要求。但是，由于护士技术水平低、业务素质不高、临床护理经验不足等，也是造成护理工作不安全的原因之一。

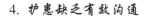

4. 护患缺乏有效沟通

护患沟通是指处理护患之间人际关系的主要内容，是一种以治疗性沟通为重要模式的复杂过程，是护士在从事护理工作过程中，由于其工作性质、职能范围等方面的特点，需要与患者、患者家属、医疗保健机构医务人员及社区人员，为共同维护健康和促进健康目的而进行的沟通。有效沟通要求护士语言态度和蔼，亲切自然，语速缓慢，解释耐心；行为举止大方，精神饱满，操作稳、准、轻、快，带给患者心理上的安慰。但是护士的沟通不到位、回答问题简单、态度或操作生硬等，也容易造成护理的纠纷和不安全。

（三）环境因素

1. 病室、走廊缺乏防护措施

医院是一个特殊的场所，应以保护患者安全为前提，在建筑设计时应考虑患者的安全防护问题，如病区地面应采用防滑地板；病区走廊、浴室及卫生间应设有扶手；卫生间应设置呼叫系统，从根本上解决患者跌倒、滑倒等不安全事件的发生。

2. 医院基础设施、设备性能及物品配置欠完善

医院应给患者提供具有安全感、舒适感及温馨感的环境，以减少患者的焦虑、害怕、恐惧等心理，如病床应配置床挡，以减少患者坠床的发生；患者床单位应配置齐全的呼叫系统、中心吸氧、吸痰等设施，以解决患者应急问题并减少不安全事件的发生；为了夜间照明及保证特殊检查和治疗护理的需要，病室应备有人工光源，楼梯、药柜、抢救室、监护室灯光应明亮，普通病室除一般吊灯外还应设有地灯装置，以保证有充足的光线方便患者的治疗与护理。

（四）管理因素

1. 护士人力不足或安排不当

伴随医疗保险制度的普及，各级医院患者数量明显增加，在逐渐缩短平均住院日的形势下，床位使用率不断提高，临床治疗与护理工作繁忙，加之护士人力的紧张，出现了护士与床位的比例失调以及临床护士在过度疲惫下易发生护理安全事故等问题。

2. 物品准备不足或未处于备用状态

充足的物品保障是保证护理安全的重要环节，确保护士把精力全力以赴地应用到繁忙的护理工作中，是每位护理管理者的责任和义务。如果临床护士在有限的护理时间内，为某些必要的物品而东奔西跑，无形中增加了护理不安全的风险系数。

3. 抢救设备准备不足或未处于备用状态

抢救设备是用于应对那些病情严重、随时可能发生生命危险患者的急救用具，管理上要求定数量、定点安置、定专人管理、定期消毒灭菌及定期检查维修，以确保抢救时使用。因为抢救设备所出现的任何小小纰漏，都会给抢救工作带来不安全后果或使意外事件发生。

4. 紧急意外及关键环节预见性不足

在临床护理工作中，可能发生许多意想不到的紧急突发事件，如特殊的患者（躁动、脾气暴躁、性格变异等）、关键的工作环节（危重患者的转送与交接、生活不能自理患者的搬运与转送、夜间和节假日患者的交接等）。对紧急意外及关键环节预见性不足或应对不及时，也是护理不安全的因素之一。

三、护理安全管理方法

（一）建立护理安全管理体系

1. 建立健全护理安全管理机制

建立健全护理安全管理机制是护理安全管理的重要保障。因为护理安全既涉及医院的各个部门，又涉及护士每一个人，所以护理安全管理既要得到医院各级管理层的重视，又要得到护士每一个人的积极参与。首先，应在医院质量与安全管理委员会下设护理质量管理组织，明确护理安全管理职责，并有年度护理安全管理工作计划，定期召开护理安全管理委员会会议，分析讨论护理不安全事件及隐患，评价和改进护理安全的监管措施。其次，应成立护理部—总护士长—护士长三级护理安全管理监控网络，采用科学的护理质量控制方法，防范和减少护理不安全事件及隐患。

2. 建立健全护理安全管理制度

建立健全护理安全管理制度是护理安全管理措施落实的具体体现，通过转变护理安全管理的理念，强化和善于利用制度约束护理工作过程和护士行为，方能使护理安全管理措施落到实处。如通过实行非惩罚性护理不安全事件报告制度，建立健全护士主动报告护理不安全事件及隐患制度与奖励措施，以提高护士对护理不安全事件报告系统的敏感性；建立护理安全事件案例成因分析讨论制度，以达到对护士进行安全警示教育的目的；建立护理风险防范的具体措施，以促进护士积极应对患者的跌倒、坠床、压疮、管路脱落及用药错误等护理不安全事件及隐患；建立各种紧急意外情况的应急预案，以保证护士了解处理流程，并使每项护理安全管理措施落实到位。

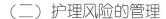

（二）护理风险的管理

1. 护理风险的识别

护理风险的识别就是对潜在的（某些特定已知的）和客观存在的（不可预测的）各种护理不安全（不良）事件进行系统而连续地判断和归类及鉴定其性质，并分析产生护理不安全（不良）事件的原因和过程，如对消瘦、肥胖、长期卧床的患者应如何预防压疮；对躁动患者应如何预防坠床；对老年、行动不便的患者应如何预防跌倒；危重患者转运时应如何预防突发事件发生等。

2. 护理风险的评估

护理风险的评估是在已明确的护理不安全（不良）事件发生的可能性及可能造成损失的严重性进行估计。对护理不安全（不良）事件进行定量分析和描述，包括护理不安全（不良）事件发生的概率、危害及损失程度，为采取相应的护理不安全（不良）事件管理措施提供决策依据。通过护理风险评估将护理不安全（不良）事件归为四大类：以护士直接为患者提供技术操作方面的差错类；以护士服务态度方面的投诉类；以患者突发事件坠床、丢失等意外事件类；以护士违规、脱岗、迟到早退等劳动纪律类。

3. 护理风险的防范

护理风险的防范就是通过不断地对护士进行护理安全的教育和培训，培养和提高护士的护理风险意识、对护理风险的预知能力及应对能力，加强对高护理风险患者的评估和防范，有效地规避或降低护理不安全（不良）事件，保证为患者提供优质、安全的护理服务。

4. 护理风险的处理

护理风险的处理首先是积极应对已出现的护理不安全（不良）事件，采取积极有效的治疗或护理措施保证患者的生命安全，使其给患者带来的损害降至最低点。其次是对已出现的护理不安全（不良）事件进行原因分析，提出改进和防范措施，避免同类事件的再次发生。

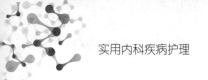

第三节 护理人员的实务管理

一、护士的实务管理

（一）护士对患者的管理

1. 符合患者的医疗护理活动需要

（1）要根据医疗护理活动的需要

患者到医院就诊、住院的目的就是要早诊断、早治疗、早日恢复健康。那么一切医疗护理活动也要围绕这个目的实施，如门诊导诊护士应力争准确无误地分诊，合理安排患者就诊，并维护患者的就医秩序，保证患者的就医权利；病房上午通常是实施治疗护理的集中时间，护士要告知患者不离开病房，避免亲友探访，以保证医疗护理活动正常运行，保证患者安心治疗和护理。

（2）要根据患者病情的需要

不同的疾病有不同的临床表现，相同疾病的临床表现亦存在个体差异。门诊护士要通过对就诊患者的细心观察，准确判断患者病情的轻重缓急，优先安排危重患者就诊，以保证患者医疗安全。病房护士要通过对住院患者的密切观察，依据患者的自理能力和病情，合理确定患者的护理级别。疑难、危重、复杂手术及接受新技术、新疗法的患者是护士重点观察巡视护理的对象；因病情需要应该静卧、平卧、侧卧或早期离床活动的患者也需要护士经常巡视，并且保证其护理措施必须认真准确地执行。

（3）要根据疾病预防的需要

由于一个病区的患者所患疾病的种类不同，即使同一病室的患者，其疾病病种也不一定相同。各种疾病传染途径不同，有的患者无明显症状，却有传染性。护士在患者管理的过程中除按照消毒隔离制度对有传染性疾病的患者做好合理方式的隔离外，更主要的是对每一位患者做好健康教育，以防止患者之间的交叉感染。

2. 符合患者的心理需要

（1）满足患者的基本心理需要

患者初到医院，无论是在门诊就诊，还是在病房住院治疗，都存在着希望尽快被重视、尽快适应新环境、尽早了解病情、尽快解除病痛等心理需要。因为疾病对于患者个体来说，都会带来不同形式、不同程度的痛苦和烦恼，加之每位患者对自身疾病的认识和理解不同，对待疾病的态度也不尽相同。如有的患者虽身患重病，但意志坚强，态度乐观；而有的患者机体的疾病并不十分严重，精神负担却很重，情绪消沉。所以护士必须充分了解患者的心理状况，可通过及时主动热情的接待，全面介绍门诊及病房的环境，详细讲解有关疾病和用药的相关知识，尽可能地为患者提供合适的措施，鼓励患者树立战胜疾病的信心，使其积极主动地配合治疗和护理。

（2）满足患者的特殊心理需要

患者由于受个人年龄、生活经历、文化程度、经济条件及信仰等的影响，对所患疾病的应对方式也不同。护士要注意选择合适的形式，进行适宜的沟通，适时满足患者的心理需求，努力创造有利于患者身心康复的良好氛围。有的患者害怕孤独，甚至由于孤独影响情绪或病情，应为患者安排多人病室，并鼓励其与室友交流；有的患者喜爱音乐，应允许其在不妨碍他人休息的情况下或戴耳机收听；有的患者习惯熄灯或开灯睡觉，应避免影响他人，通过床边的围帘加以解决；有的患者喜欢安静的环境，应尽力为其安排单人间或双人间病室。

（3）预见患者的心理需要

人的需要是一个复杂的多维结构，常常有多种因素交错并存，亦可随境而迁。不同的患者因心理承受能力不同而表现各异。护士要了解患者的生活习惯、个人爱好及对待疾病的态度，还要通过细心的观察和主动的沟通交流，对患者的心理需要具有预见性，及时解决患者的心理问题。如患者对亲属感情依恋而渴望亲属的陪伴；患者对某位医生或护士产生信赖而渴望与之交谈病情；患者对舒适有特殊的要求，渴望病床或病房环境能像家里一样等。我们应通过沟通及观察预见患者的需求，在患者未想到或未提出之前，让患者得到超乎意料的服务，使患者感到在医院能获得充分的尊重及安全感，有利于其身心康复。

（二）护士对环境的管理

1. 病区休养环境管理

（1）整洁

环境整洁、安静、舒适是我国开展优质护理服务的目标之一。整洁的环境主要指病区的空间整洁卫生，各类设施规格统一，物品放置定位统一。物有定位，用后归位，这是护士应养成的职业习惯，并在工作中随时随地注意督促并保持整洁的环境。整洁、安静、舒适的病区环境会对患者的身心健康产生积极的影响。

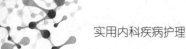

（2）安静

安静的环境主要指病区内无任何噪声，无任何不良外界刺激，使人能身心闲适地休息和睡眠。护士在护理工作中要注意控制噪声，做到走路轻、说话轻、操作轻、开关门窗轻，并时刻督促、提醒病区内来往人员保持安静，为患者提供安静的休养环境，必要时安装医院门禁系统以限制病区内来往人员。

（3）舒适

舒适的环境主要指患者能够置身于恬静的环境中，舒适的环境要温湿度适宜，阳光充足，空气清新，用物清洁，生活方便。护士在巡视患者时，应注意观察患者所处的环境，要根据季节和病室条件因地制宜地采用湿式扫地、扫床、开窗通风、调整空调等方法，调节室内温湿度，净化室内空气，使患者能够心境愉悦，安心休养。

2. 病区安全环境管理

（1）避免一般因素所致的意外伤害

环境安全是保证患者安全的基本要求。安全而无污染的环境是指患者在病区内活动、休息及治疗护理过程中没有损害或伤害。护士要时刻关注环境中可能存在的危险因素。如发现走廊、厕所地面潮湿时应注意提示患者或设置明显标志，以防止患者滑倒跌伤；对于意识不清、昏迷的患者应及时应用床围挡或保护用具，以防止坠床或撞伤；对于躁动患者及小儿要注意远离电源及暖水瓶等，以防止烧伤或烫伤。

（2）避免危险因素所致的意外伤害

对于可能发生危险的医疗器具及操作要及时向患者告知。如氧气瓶应设置防火、防油等明显标记，以防止燃烧爆炸；告知并监督患者及家属勿在病室内使用酒精炉、电炉及吸烟等，以防止火灾；告知并督促患者及家属保管好个人的贵重物品，以防被盗或丢失。

（3）避免医疗因素所致的意外伤害

医院内有许多医疗用物，处置或处理不当也会给患者造成意外伤害。如合理使用紫外线灯或床单位消毒器，以防灼伤患者的眼睛；每次处置后应立即将废弃的针头、刀片及缝针等锐器放入锐器盒中，以避免刺伤患者；对于破碎体温计及其他含重金属的医疗废物，需按照正确的方法进行处理。

总之，一个安全、无污染的治疗环境可使患者身心愉悦，促进疾病的痊愈和患者的康复。

3. 促进病区和谐的人际环境

（1）处理好护患关系

护患关系是服务与被服务的关系，是平等且互相信赖的关系。护士要忠诚于患者的利益，一切从患者利益出发，尊重患者的权利、隐私和人格，满足患者的身心需求，对患者的生命及健康高度负责。

（2）处理好医护关系

医疗及护理工作有着共同的服务对象——患者，有着共同的服务目标——促进患者的身心健康，但两者工作各有侧重。理想的医护关系模式应是：交流——协作——互补型。因此，医护双方都应做到在工作上积极协作、支持配合，及时互相沟通和交流患者的相关信息，如患者的病情、想法及隐私等，以满足彼此的角色期待，更好地服务于患者。

（3）处理好病友间的关系

对于同住一间病室的患者，因其具有不同的性格、经历及生活习惯，以及入院时间、病情及个体耐受能力的不同，患者间自然又构成了一个临时的群体，形成患者间新的社会环境和病友关系。护士是患者所处环境中的重要调节者，恰当的引导可使患者尽快适应新的环境。护士要积极鼓励病友间相互认识与关心，帮助病友之间建立起互相体贴、互相帮助、互相包容、互相学习的氛围是护士对这个群体进行管理的目的。通过彼此沟通交流增进相互的感情，通过丰富的精神生活促进患者的身心健康。

（三）护士对医疗物品及仪器设备的管理

1. 保持完好，定位放置

医疗物品及仪器设备是医疗护理工作为患者提供的必需的基础服务设施，其种类和品种较多，管理要求也不尽相同。医疗物品及仪器设备的管理是临床护理工作中的重要内容。临床护理工作中要建立健全医疗物品及仪器设备使用制度，规定医疗物品及仪器设备要定期检查，保持完好，以确保使用时安全、有效。保持完好是指在任何时间使用都能应用自如，要求护士在工作中一旦发现医疗物品有破损或使用不良，必须及时上报护士长。定位放置是指医疗物品及仪器设备必须放置在固定位置，每名医务人员都知晓，要求每个人使用医疗物品及仪器设备后必须物归原位而不影响他人使用。护士首先要养成良好的职业习惯，以便能在工作中严格管理他人。认真交接是医疗物品及仪器设备管理的重要手段，护士都要认真做好医疗物品及仪器设备的交接并登记，发现问题及时通报护士长，做到及时补充、及时修理。

2. 及时清洁，定时消毒

为防止发生医院感染，医疗物品及仪器设备在每次接触患者后或消毒超过规定时间时都要按照消毒隔离的要求进行清洁并采用不同方式予以消毒。这是护士管理医疗物品及仪器设备的主要职责之一。为保护医疗物品及仪器设备，保持医疗物品及仪器设备的清洁与完整，对不同的医疗物品及仪器设备应遵照不同的清洁与消毒常规进行处理，同时要标明消毒的日期和有效时间予以备用。对于贵重的医疗物品及仪器设备，清洁与消毒应有专人负责管理。

3. 经常维护，定期检修

医疗物品及仪器设备使用情况的好坏，不仅影响医疗质量和医院的声誉，而且也直接影响患者的生命安全，因此医疗物品及仪器设备的定期检修和经常维护更显重要。发现医疗物品及仪器设备异常，护士要及时报告护士长，护士长要及时报告并申请相关部门对医疗物品及仪器设备进行检修。对于一般医疗物品及仪器设备，须进行常规保养，如清洁物品表面，紧固松动螺钉及零部件，检查零部件是否完整、运转是否正常等。对于电子设备和仪器，若长期不用要每3个月通电一次，对内部装有蓄电池的仪器要定期充电。对于光电设备和仪器，要定期检查光学部件，定期将仪器内部的干电池取出，以防电池长期不用被锈蚀而损坏仪器。仪器设备在使用保管中要做到"六防"，即防灰尘、防潮湿、防震动、防虫蛀、防漏电、防丢失。

（四）护士的自我管理

1. 自我管理的含义

自我管理是一个复杂的系统工程，是人通过自我认知，调整和修养自己的心理，并使自己的外部行为与社会环境相适应的过程。人是行为的主体，任何人，只要不是病态的，就完全有评价和管理自己的能力。自我管理主要包含：

（1）自我批评

自我批评指自己批评自己的短处，对自己进行辩证的否定。包括自我反省及自责，通过自我反省可使个人的思想品德日益完美；自责是对自己的不足经常进行反思，勇于承担责任，努力改进不足。

（2）自我监督

自我监督是指对自己进行检查和督促。包括自知、自尊、自勉及自警，自知即正确地评价自己，不卑不亢；自尊即不自轻自贱，有民族自尊心和个人自尊心；自勉即见贤思齐，不断地用高标准勉励自己，做有益于人民的人；自警即自我暗示和提醒，是不断克服不良的心理行为。

（3）自我组织

自我组织是指在新环境中重新振作，重新审视和组织自己的心理行为。包括同化、内化顺从及自新，同化是把他人的意见与自己的意见融会在一起，通过吸收他人的营养丰富

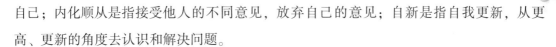

自己；内化顺从是指接受他人的不同意见，放弃自己的意见；自新是指自我更新，从更高、更新的角度去认识和解决问题。

（4）自我控制

自我控制是指实行自我约束，理智地待人接物，抵制和克服一切外来的不良影响，不感情用事。包括控制自己的情绪、欲望和言行，客观地对待批评和意见，力争更好地把握住自己。

（5）自我调节

自我调节是指通过自我疏导，将自己从矛盾、苦恼、冲突或自卑中解脱出来。包括自解、自我疏导、自我宽慰和自我消遣等，可通过选择合适的方式（如听音乐、看电影、读书、郊游、朋友聚会等）释放个人压力。

护士的自我管理，要从护理职业的角度，从正确的医学伦理观作为自我评价的出发点，凡是自我行为违背了原则规范，就会随时受到自责；要以正确的医学道德修养作为自我行为方式，尤其在职业操守中保证做到"慎独"。"慎独"是指一个人在独处的时候，也能够谨慎行事，坚持原则。在临床护理工作中，护士经常处于独当一面，单独为患者提供护理服务的情况。许多护理工作从准备到操作，从实施到评价，都需要护士自己去把握，没有他人的监督。因此，护士在工作中自觉遵守各项规章制度和操作规程，始终如一地履行自己的岗位职责，不做不道德和有损于患者利益的事情，这实际上就是护士自我管理的具体体现。

2. 自我管理在护理工作中的运用

（1）病情观察时的自我管理

护士每天都要面对各种各样的患者，而患者的病情又可能随时发生变化。即使是同一疾病，其临床表现在不同患者身上则表现出不同的症状和体征，尤其是危重、疑难、老年、小儿及生活不能自理的患者。这就要求护士护理患者时要充分评估患者病情及自理能力，正确确定护理级别，按照护理级别的要求加强对重点患者的观察及护理；同时应熟练运用医学知识和专科护理知识，以高度负责的责任心及敏锐的洞察力，及时、准确地预见和发现患者的病情变化，并迅速报告医生，为抢救患者赢得宝贵时间。

（2）护理操作中的自我管理

护士每天都要完成许多护理操作，而每项护理操作均有具体的操作常规、流程和要求，尤其是操作中要注意无菌技术、消毒隔离和"三查七对"等。要求护士熟练掌握各项护理技术操作的具体步骤，严格遵守护理规范和查对制度，严密观察患者对此项技术操作的反应，一旦发现问题或有疑问时应该立即停止操作，要始终把患者的生命安全放在首位。

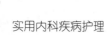

（3）药物治疗中的自我管理

护士是临床用药的直接实施者，也是药物用于患者身上的最终环节。临床用药的正确与否直接关系到患者的疗效，尤其是药物的剂量、时间、途径、有效期、配伍禁忌及用药后反应等方面。这就要求护士在全面了解患者病情和治疗方案的同时，熟练掌握药物的药理学知识及正确的给药方法。护士要给予患者正确的药物治疗，认真观察患者用药后的效果及反应，一旦发现药物不良反应要及时报告，以保证患者安全，使药物治疗达到最佳的效果。

（4）康复和健康指导中的自我管理

患者康复及健康指导是护士护理工作的重要内容。在对患者的健康指导中，护士需要全面灵活地运用所学的护理知识对患者进行健康指导。在与患者的互动中要善于将专业术语灵活地告知患者，要时刻观察患者对健康指导的反应，避免向患者讲述与其自身健康无关的言语，沟通中要对自身的行为进行自律，这既代表护士的个人素质，也代表护士群体的形象，因此护士与患者的护理活动中的一言一行都需要做到自我管理。

二、护士长的实物管理

（一）护士长的基本素质和要求

1. 护士长的基本素质要求

护士长是医院护理管理层中最基层管理者，也是医院护理管理层面数量最多的管理人员。护士长是某一护理单元或病房/区域工作的具体领导者和组织者，承担着计划、组织、人员管理、物资管理、护理业务技术指导、护理工作质量控制等管理职能，在医院护理管理中起着重要作用。

（1）政治思想素质

热爱护理专业，具有全心全意为患者服务的思想及奉献精神，具有高度的原则性和实事求是的精神，积极进取，以身作则，公正廉洁，用自己的言行去带动护士，以自己的人格魅力去影响护士。

（2）专业文化素质

在业务上，具有较全面的基础理论知识、扎实的专业知识及广博的人文社会知识和管理知识。不仅要熟悉常见疾病的护理常规、常用的护理操作技术，更要熟悉专科护理范畴内的方法、技能、程序和技巧，并且能运用自如，解决实际护理工作中的难点和问题。在管理上，要具备严格的执行力，既与上级领导的目标保持一致，又能明确护理工作的行为标准、工作职责及工作制度，具有良好的沟通和协调能力，善于处理与领导、医生、护士、医技、后勤、患者及家属等部门关系和人际关系，能够满足不同人群对护士长的角色期望。

（3）心理素质

具有高度的自觉性及良好的自我控制能力，心胸开阔，坦诚豁达，敢于批评与自我批评，善于进行自我心理调整，在精神上保持着良好的适应状态及稳定的心理状态。

（4）身体素质

身体健康，精力充沛，举止稳重端庄，待人热情诚恳。

2. 护士长的基本任职资格

国家注册护士，护理专业大专以上学历，护师以上专业技术职称，从事临床护理工作5年以上。有良好的语言沟通和表达能力，有较强的人际交往能力、组织能力及业务能力。能与上级、同级、下级保持良好的协作关系，有高度的责任心和敬业精神，身心健康，满足职位的需要。

（二）护士长的工作职责和内容

1. 护士长的基本工作职责

（1）护士长行政管理职责

①在主管院长、护理部主任及科护士长的领导下进行工作。

②根据护理部和科室工作计划，制订本护理单元或病房/区域具体工作计划。

③积极宣传医院及护理部的宗旨目标，争取得到更多的理解和支持。

④负责本护理单元或病房/区域护理人员政治思想工作，督促指导他们热爱护理事业，加强责任心，全心全意为患者服务。

⑤带领本病区护理人员按照优质护理目标开展各项工作。

⑥负责本护理单元或病房/区域护理质量检查和评定，不断完善考核体系。

⑦与相关部门保持良好的协作关系。

（2）护士长业务技术管理职责

①在相关医疗科系主任的业务指导下进行工作。

②负责组织本护理单元或病房/区域的护理查房和护理会诊，并积极开展新业务、新技术及新技能。

③教育指导本护理单元或病房/区域的护理人员认真执行各项疾病护理常规，密切观察患者病情，落实各项护理措施。

④做好抢救物品、消毒隔离及医院感染等工作的质量控制与管理。

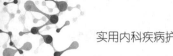

⑤积极参与院内外的各种专业组织活动。

2. 护士长的基本工作内容

（1）护理质量与水平的管理

①与本护理单元或病房/区域全体医护人员共同合作，持续提高护理质量。

②率领全体护理人员正确、安全、有效地完成本护理单元或病房/区域的工作任务。

③督促护理人员严格执行各项规章制度和护理技术操作规程。

④安全、有效地确保本护理单元或病房/区域患者的周转率和床位利用率。

⑤督促检查本护理单元或病房/区域的护理质量，对存在的问题定期分析并及时反馈，提高护理工作的满意度。

⑥对患者的护理投诉及护理不安全事件及时报告，认真调查，分析原因，积极处理并明确改进措施。

⑦参加并指导危重、疑难、大手术及抢救患者的护理。

⑧积极组织护理查房、业务学习和护理科研，定期参加科主任及主治医师查房。

⑨落实进修护士、护生的临床带教工作，定期检查带教效果。

⑩定期召开本护理单元或病房/区域的护理人员及患者工作座谈会，以便不断地改进护理工作。

（2）人力资源管理

①直接或间接地督导和管理护理人员的工作表现。

②定期或不定期地考核评价护理人员的工作行为，落实优质护理目标中对护士绩效考核的要求，按照多劳多得、优绩优酬的原则评价护士工作，以奖代罚，鼓励护士工作积极性；出现不足者及时指出，问题严重者按医院有关规定处理。

③根据本护理单元或病房/区域患者情况和实际护理人力，科学制定绩效考核，合理调配人力，工作分工与排班。

④评估本护理单元或病房/区域护士在专业知识与技能方面的学习需求，寻求恰当的途径与方法来满足这些需求，并努力创造学习条件和学习机会。

（3）物资管理

①根据本护理单元或病房/区域实际消耗情况制定物资请领计划。

②安排落实各类仪器、设备的保养与维修。

③安排落实贵重药品、物品的领取与保管。

（4）环境管理

①确保本护理单元或病房/区域有安静、舒适、安全的休养与工作环境。

②确保本护理单元或病房/区域的清洁卫生与消毒隔离符合医院标准。

（三）护士长的管理艺术和方法

1. 护士长管理艺术的基本含义

护士长的管理既是一门科学，也是一门艺术。护士长的管理艺术是管理者在运用管理理论与管理方法实践中，所表现出的个人行为态度与行为方式。护士长作为本护理单元或病房/区域的管理者及护士的代言人，既要保证护士为患者提供优质的护理服务，也要为护士创造一个安全、宽松、和谐的专业化工作环境。护士长既要保持严格的执行力，又要善于运用护士长管理艺术。护士长的管理艺术对提高护理质量，树立护理管理者的专业形象十分重要。

（1）决策艺术

决策艺术是护士长管理艺术的核心。护士长是基层管理的决策者，对于个人能决策的问题要敢于决策；对于重大问题要集思广益、集体研究；对于紧急突发事件，则要求护士长具有一定的识别力、判断力、洞察力及应变力，根据实际情况及时作出非程序化的决策。

（2）用人艺术

用人艺术是现代管理思想在护士长管理艺术上的具体体现。即调动人的积极性和创造性，去实现组织目标。对于护士长来说，在用人的艺术上是特别强调知人善用和善与人同。知人善用，就是既要知人所长和知人所短，又要扬其所长和避其所短，使护士充分发挥个人潜能和积极性。善与人同，就是既能求同存异，又能推功揽过，把成绩、利益和荣誉与他人及下属共享，对于出现的问题要勇于承担责任。

（3）指挥艺术

指挥艺术护士长运用和依靠权力来指派护理人员从事护理活动的方式方法。护士长的指挥艺术主要体现在对于本护理单元或病房/区域突发事件的处理上，如急症、危重患者的抢救，成批意外伤害患者的抢救，以及其他的护理活动。

（4）思维艺术

思维艺术是护士长能有效地摄取知识、完善自我、发展能力的必要条件。它主要包括系统思维艺术、辩证逻辑思维艺术、创造性思维艺术、定量分析思维艺术和模糊思维艺术。

（5）协调艺术

协调艺术是护士长在建立和改善护理系统内外人际环境中必备的重要条件。协调的核心是协调护理人员并带领他们向一个特定的共同目标努力。协调的结果是减少矛盾，促进组织内部融洽和谐，更好地发挥护理人员的积极性。在协调处理人际关系方面，要建立良好的护护关系、医护关系及护患关系。

2. 护士长管理艺术的基本特点

（1）经验性

管理艺术不是天生的，是管理者实践经验的总结和升华。同一领域的管理艺术由不同的管理者来把握，其表现、形式及效果会截然不同。在实际护理管理活动中，管理效率与管理者的知识面、阅历、能力，尤其是管理经验有密切的关系。

（2）创造性

创造性是指科学思维方式在实践中的标新立异，是前所未有的，是首创的，是衡量管理艺术水平的一个重要标志。管理艺术不是拘泥于传统经验、墨守成规的结果，而是创造性思维的产物。在人们的观念、生活及生产方式不断发生变化的时代，同样需要护理管理者具有创新意识。护理管理活动中碰到大量反复出现的常规事件，需要按照固定的方法和模式去处理，但也可能出现非常规事件或突发事件，这就需要管理者在工作中随时做好应对，面对工作中不断出现的非规范化、非程序化的错综复杂的新问题、新情况，依靠个人的聪明才智和才能去创造性地处理和解决。

（3）灵活性

管理艺术是一种非模式化的技巧，具有高度的灵活性。灵活性是指对具体问题的具体分析和具体处理。护理管理活动既有规律性的一面，又有某些不确定、偶然、随机的一面。面对复杂的事件需要管理者把握事物发展的新动向，要审时度势，既要坚持原则，又要根据不同的时间、地点和条件，随机应变地认识和处理随机事件。

（4）多样性

护理工作具有复杂性、连续性、涉及面广等特点。在护理管理活动中，不同管理者处理同类事情或同一管理者处理类似事情时，往往会因为不同的时间、地点和条件而运用不同的方法解决，但均能获得满意的管理效果。

（5）综合性

护理管理活动中最显著的表现是对全面工作的指挥和协调，是对护理工作整体发展的驾驭。管理艺术的综合性则体现在管理者胸怀大局，协调、平衡和善于处理工作中各个方面问题的能力。

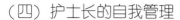

（四）护士长的自我管理

1. 自我目标管理

护士长要了解医院、护理部工作的总体目标，并根据总体目标制定本护理单元或病房/区域的具体目标，且要符合实际并切实可行。在实现具体目标的过程中还要有明确的个人目标，在工作中注意要把个人目标和组织目标协调起来，在落实具体目标的同时体现自我价值，实现自己的理想。

2. 自我时间管理

科学利用时间是做好护士长管理工作的首要问题。护士长要有较强的时间观念，要讲究工作效率。要根据工作的关键性和优先性，工作的主次和突出点，合理计划和安排时间，要保证最重要的事情优先解决，并有充分的时间应对紧急情况和处理常规工作。

3. 自我创新管理

护士长要认识到知识更新是自我管理的核心，在工作中要善于发现问题、分析问题和解决问题。要善于在工作中学习和总结经验，带动科室整体业务提高，注意掌握护理工作的前沿理论、发展动态及国内外护理专业信息，通过不断探索，提高自身管理及专业水平。

4. 自我魅力管理

护士长要注意率先垂范，谦虚谨慎，严格要求自己。要求护士做到的，护士长必须首先做到。在处理上级关系时，要拥护、支持和勇于挑重担，遇事要及时请示汇报；在处理同级关系时，要相互理解、支持和帮助，增进友谊；在处理下级关系时，要扬人之长，避人所短，取得积极的配合。

5. 自我语言管理

护士长要认识到语言在自我管理中的作用，并善于用礼貌性、鼓励性、安慰性及积极性等语言，达到最理想的效果。当与他人交流时，用礼貌性语言沟通。当护士工作有进步时，用鼓励性语言给予肯定。当护士工作遇到困难时，用安慰性语言给予帮助。当发现护理工作存在的问题时，用积极性语言予以处理。

第三章 呼吸内科急诊重症患者的护理

第一节 氧疗与人工气道管理

一、呼吸道解剖结构与生理功能

（一）呼吸道解剖结构特点

1. 呼吸道为一由上至下的管道，当人体吸气时，气体进入肺脏是由上至下；当人体呼气时，排出气体是由下至上的。即使人体平卧时呼吸道仍与体轴构成15°，因此外物易吸入而不易排出。

2. 呼吸道上邻有窦腔，下邻有胃肠。上呼吸道有鼻腔、鼻咽腔和许多鼻旁窦，当这些窦腔感染时，其脓性分泌物易向下引流入下呼吸道；当人体熟睡时，声门开放，尤易发生上述情况。下邻胃肠，在肠梗阻或胃胀气的患者，呕吐物可导致吸入性肺炎。

3. 呼吸道路长道窄又迂曲。从气管到肺泡的呼吸道共有23级分支，这样就增加了排除分泌物的难度，没有哪一个位置能使各部支气管都能引流通畅。

（二）呼吸道组织结构特点

1. 气管及支气管的黏膜有很多腺体，受刺激后分泌过多而不能有效排出时，便会阻塞气道。胸部术后（尤其是食管手术后）患者易发生迷走神经兴奋，功能亢进，使气管及支气管黏膜腺体分泌物过多，患者咳出大量的泡沫痰。

2. 小支气管壁上的平滑肌发达形如窗格，当受刺激产生痉挛时，可将分泌物及感染物关闭在其远端，导致感染，甚至窒息。

3. 肺泡的横断面积大，达 70 m^2，一旦发生支气管肺炎，毒素吸收面积大，易发生中毒性休克。

4. 肺泡壁薄，利于气体交换和吸收。血流通过毛细血管 1/4 的路程，气体交换已完成，故肺储备功能大。但小儿肺内弹力组织发育较差，顺应性低下，易发生肺不张。

（三）呼吸道生理功能特点

1. 自主呼吸

成年人 24 小时内共呼出气体 10 000~12 000 L。若是空气有污染则可吸入大量灰尘、化学物质和细菌。故从某种意义上说：肺是个"吸尘器"。

2. 肺循环功能

（1）储血功能

肺内正常含血量 500~600 mL，供右心室充盈之用。风湿性心脏病二尖瓣狭窄的患者，肺内血量大增，有人把肺也称为"储血库"。

（2）过滤功能

体循环的血量全部通过毛细血管网。因此在某种意义上肺循环是体循环的"过滤器"，进入大循环静脉内的大小异物、组织片或脂肪滴均可在肺循环中形成栓塞。

3. 呼吸道自然防御功能

（1）过滤与黏附作用：一般粉尘直径在 10 um 以上者几乎完全在鼻腔中清除掉，剩下的黏附至鼻咽部及喉头。

（2）温化与湿化作用：这是鼻最重要作用，鼻腔除有丰富的黏膜外，每侧还有 3 个鼻甲增加了鼻腔黏膜的面积，使流经其间的空气冷者温化、热者降温。

（3）关闭与咳嗽作用：喉部有会厌和声带等防线关闭喉头，使异物不至于直接进入下呼吸道。呼吸道受交感神经和副交感神经所支配，而副交感神经纤维较敏感，一旦刺激喉头或气管分叉，就会引起咳嗽反射。但患者在昏迷状态、酸中毒、胸腹部疼痛、麻醉剂及镇静剂使用等情况下，关闭及咳嗽作用受到抑制。

二、氧气疗法

（一）缺氧

各类缺氧的治疗，除了消除引起缺氧的原因以外，均可给患者吸氧。但氧疗的效果因缺氧的类型而异。氧疗对低张性缺氧的效果最好。由于患者 PaO_2 及 SaO_2 明显低于正常。吸氧可提高肺泡气氧分压，使 PaO_2 及 SaO_2 增高，血氧含量增多，因而对组织的供氧增加。但由静脉血分流入动脉引起的低张性缺氧，因分流的血液未经肺泡直接掺入动脉血，故吸氧对改善其缺氧的作用不大。血液性缺氧、循环性缺氧和组织缺氧者 PaO_2 及 SaO_2 正常，因为可结合氧的血红蛋白已达 95% 左右的饱和度，故吸氧虽然可明显提高 PaO_2，而 SaO_2

的增加却很有限，但吸氧可增加血浆内溶解的氧。通常在海平面吸入空气时，100 mL 血液中溶解的氧仅为 0.31 mL；吸入纯氧时，可达 1.7 mL%；吸入 3 个大气压的纯氧时，溶解的氧可增至 6 mL%。而通常组织从 100 mL 血液中摄氧量平均约为 5 mL。可见，吸入高浓度氧或高压氧使血浆中溶解氧量增加能改善组织的供氧。组织性缺氧时，供氧一般虽无障碍，而是组织利用氧的能力降低；通过氧疗提高血浆与组织之间的氧分压梯度，以促进氧的弥散，也可能有一定治疗作用。一氧化碳中毒者吸入纯氧，使血液的氧分压升高，氧与 CO 竞争与血红蛋白结合，从而加速 HbCO 的解离，促进 CO 的排出，故氧疗效果较好。

（二）供氧

心肺复苏时，立即行人工呼吸，急救者吹入患者肺部是含 16%～17% 氧浓度的空气，理想时肺泡内氧分压可达 80 mmHg。心搏骤停或心肺复苏时，低心排血量、外周氧释放障碍均导致组织缺氧。其他因素还包括通气异常致肺内分流和呼吸系统疾病。组织缺氧导致无氧代谢和代谢性酸中毒，化学药品和电解质治疗对酸碱失衡也会产生影响。基于上述原因，B LS 和 AC LS 时推荐吸入 100% 的纯氧，高的氧分压可以增加动脉血中氧的溶解度，进而加大身体氧的输送（心排血量×血氧浓度），短时内吸入 100% 纯氧治疗有益无害，而只有长时间吸高浓度氧才会产生氧中毒。在急性心肌梗死患者中，氧支持疗法可改善心电图 ST 段改变的幅度和范围。推荐对急性冠状动脉综合征患者在最初 2～3 小时，经鼻导管吸氧 4 L/min，对于持续或反复心肌缺血，或伴充血性心力衰竭、心律失常的复杂心肌梗死，吸氧 3～6 小时，直到患者低氧血症纠正，临床上病情稳定。

吸氧作为基础护理的一个基本操作在临床上广泛使用。吸氧的方法有鼻导管法、鼻塞法、面罩法、双腔鼻导管法及氧气帐法，采用何种方法目前国内常依据各地的习惯及患者的情况而定。

（三）氧中毒

氧气虽为生命活动所必需，但 0.5 个大气压以上的氧却对任何细胞都有毒性作用，可引起氧中毒。氧中毒时细胞受损的机制一般认为与活性氧的毒性作用有关。氧中毒的发生取决于氧分压而不是氧浓度。吸入气的氧分压（PiO_2）与氧浓度（FiO_2）的关系如公式：$PiO_2 = (PB-6.27) \times FiO_2$，式中 PB 为吸入气体压力（kPa）。6.27（kPa，即 47 mmHg）为水蒸气压。潜水员在深 50m 的海水下作业（PB 约为 608 kPa 即 4560 mmHg）时，虽然吸入气的氧浓度正常（$FiO_2 = 0.21$），氧分压（FiO_2）却高达 126.4 kPa（948 mmHg）、从而可导致氧中毒；相反，宇航员在 1/3 大气压环境中工作，即使吸入纯氧（$FiO_2 = 1$），PiO_2 也仅 27.5 kPa（206 mmHg），不易出现氧中毒。当吸入气的氧分压过高时，因肺泡气及动脉血的氧分压随着增高，使血液与组织细胞之间的氧分压差增大，氧的弥散加速，组织细胞因获得过多氧而中毒。

三、气道紧急处理

当临床上发现患者意识丧失伴有上呼吸道部分梗阻，患者呼吸费力，若不及时处理可能危及生命。鼻翼翕动，所有辅助呼吸肌参与呼吸，仍无足够气体交换者，常因舌后坠、呕吐、误吸、呼吸道分泌物积聚、喉痉挛及喉水肿等引起。在这紧急情况下，应首先保证患者有足够的通气及供氧。常有人误认为此时应立即行气管内插管，但在熟练掌握气管插管技术的专业人员到来之前，常由于插管不成而延误时机，造成缺氧加重，甚至血流动力学紊乱、心律失常等的发生。在某些情况下，一些简单的气道紧急处理方法能起到重要作用，甚至可以免除气管插管。

1. 清除呼吸道、口咽部的分泌物和异物。

2. 头后仰，托起下颌，但怀疑可能引起颈椎损伤时不能变更头位。实施时将手掌放在患者的额前施压，向后使寰枕关节尽量伸展，再将手指放于骨性下颌向上托起上颌，使下颌角抬起，呈现下颌牙位于上颌牙之前的位置；或调整头部位置，使气道通畅。

3. 放置通气道包括口咽、鼻咽两种通气道。口咽通气道放置时将弓形凹面朝向上腭部，插到舌根部再旋转 180°。通气道不可过短，易将舌推向咽喉壁加重梗阻。通气道过长则能刺激咽部引起恶心、呕吐乃至损伤。其长度以选择从口角到耳垂的距离为宜。

4. 其他方法，对有些患者不宜行气管插管或急救人员经验太少时，可选择气道导管盲目插入气道，可能比明视下气管插管更简单有效。可选择的气管导管有喉罩气道、食管气管导管、咽气管导管。经过适当训练，在心搏骤停时与面罩相比，喉罩气道、食管气管导管可提供更好的通气。

四、人工气道护理

（一）病房管理

最好在空气净化区内，注意环境的消毒和隔离。

（二）护理记录

记录项目包括插管日期和时间、插管人的姓名、插管型号、插管途径（经鼻、经口）、插管外露的长度、患者在操作中的耐受情况、气囊的最佳充气量等。

（三）气囊管理

定时给气囊放气，在决定拔管及气囊放气前，必须清除气囊上滞留物，防止误吸、呛咳及窒息的发生。对长期机械通气者，注意把气囊的压力保持在 18.5 mmHg（25 cmH$_2$O）以下，以防气管内壁受压坏死。可用最小容量闭合技术为气囊充气并观察气囊有无漏气、破损现象。8 岁以下儿童均用无气囊的气管导管，以减低对气管内壁的损害。

用气囊测压表可准确测量气囊内的压力，掌握气囊充气量。

（四）气管导管位置的监测

1. 气管插管后应拍胸片，调节气管插管位置使之位于隆突上 2~3 cm。

2. 记录插管外露长度，经口插管位置应从门齿测量，经鼻插管位置应从外鼻孔测量。如果经口插管外露部分过长时，为减少无效腔量，可以适当剪掉部分外露的插管。

3. 固定好气管插管，外露部分应每班测量，并班班交接。

（五）气管导管的护理安全

1. 人工气道的固定方法

应经常检查导管上的标记以确定导管的位置；成人导管标记的长度是（22±2）cm（经口）或（27±2）cm（经鼻）。正常情况下导管尖端应位于隆突上 2~3 cm 处。导管向上移位易导致声带损伤、意外脱管或通气障碍，向下移位易导致单肺通气。为防止移位应该用绳带、胶布将导管妥善固定，并且在每次改换位置时，用手固定气管导管，以防脱管。

2. 注意观察患者神志的改变

对神志清楚者讲明插管的意义及患者注意的事项，防止患者自行拔除套管；对神志不清、躁动的患者应给予适当的肢体约束或应用镇静剂，防止套管脱出。

3. 注意评估患者体位变化，头部、四肢的活动度

给患者变化体位时，应注意调节好呼吸机管路，以防仅拉出气管套管。

（六）气管导管脱出的应急处理

1. 气管插管

套管脱出 8 cm 以内时，吸净患者口鼻及气囊上的滞留物后，放出气囊内气体，将套管插回原深度，并拍胸片确定插管位置。若脱出超过 8 cm 时，放开气囊，拔出气管插管，给予鼻导管或面罩吸氧，密切观察病情变化，必要时重新插入。

2. 气管切开管

伤口未形成窦道前即术后 48 小时内，套管脱出时，一定要请耳鼻喉科医生处理，不可擅自插回。窦道形成后，若导管脱出，吸痰后，放气囊，插回套管，重新固定。

（七）气道内分泌物的清理

借助物理治疗方法，护士应及时吸痰。吸痰时应使用无菌技术，并在吸痰过程前后向患者提供 100% 的氧气，以减少因吸痰引起的缺氧、心律失常或肺不张等。气道内盲目地吸引，只能吸除气管分支部附近的痰液，而不能除去末梢支气管部的痰液，还会给患者带来不必要的痛苦。如支气管哮喘患者会因吸痰刺激而诱发支气管痉挛。

第二节　机械通气的临床应用及护理

一、机械通气的理论基础

机械通气符合疾病的病理生理才能有良好的人机关系和效果，否则容易导致通气失败，与 COPD 慢性呼吸衰竭机械通气有关的呼吸生理主要有：

（一）压力——容积曲线

正常呼吸系统的曲线分为陡直段、高位拐点（UIP）和高位平坦段。在陡直段，压力和容量的变化呈线性关系，是自主呼吸和机械通气的适宜部位，若在该段进行人工气道机械通气，则呼吸阻力小，机械通气相关性肺损伤的机会少，对循环功能的抑制作用轻；无创正压通气（NIPPV）时则面罩的动态无效腔小，漏气少，胃胀气的发生率低。而在高位平坦段，较小的潮气量（VT）变化即可导致压力的显著升高，上述并发症的机会显著增多，故机械通气时强调高压低于 UIP。初始机械通气时应选择小 VT 和合适的呼气末正压（PEEP）。COPD 呼吸衰竭存在气道的动态陷闭和阻塞，其曲线的特点是 FRC 增大，内源性呼气末正压（PEEPi）出现，陡直段缩短至 1000 mL 以下，甚至仅 300~400 mL，此时若采取传统的"深慢呼吸"方式，用较大 VT，产生过高的压力会超过 UIP，导致机械通气失败；而较高 PEEPi 又可使患者和呼吸机吸、呼气时相不一致，导致人机对抗。一般 PEEP 在 50%~85% 的 PEEPi 水平时可改善人机配合，又不影响呼吸力学（不增大气道峰压）和血流动力学，待病情好转，FRC 下降后再逐渐增加 VT 和减慢呼吸频率（RR），这样患者就比较容易接受机械通气。

（二）肺泡通气量（VA）与 $PaCO_2$ 的关系

根据 VA-$PaCO_2$ 关系，吸空气时 $PaCO_2$ 不会超过 150 mmHg，因此单纯呼吸性酸中毒，pH 不会低于 6.8 的生存极限，因为慢性呼吸衰竭，代偿因素发挥作用，pH 会更高。当 $PaCO_2$>80 mmHg（重度）时，VA 与 $PaCO_2$ 呈陡直的线性关系，VA 或 VT 轻微增大，$PaCO_2$ 即迅速降至 80 mmHg 以下，即使没有代偿，pH 也>7.1。当 $PaCO_2$<60 mmHg（轻度）时，pH 将很安全，此时 VA 与 $PaCO_2$ 的关系曲线比较平坦，需较大 VA 或 VT，才能使 $PaCO_2$ 下降，但气道压力也将明显升高。若 VT 适当增加，尽管 $PaCO_2$ 可能暂时改善有限，但随着呼吸肌疲劳的恢复，$PaCO_2$ 将稳步下降。因此高碳酸血症患者，首选小 VT 是合适的，无论是 NIPPV，还是人工气道机械通气皆容易满足上述要求。

二、人工气道机械通气

（一）适应证

原则上 COPD 严重呼吸衰竭，经积极药物治疗，控制性氧疗或 NIPPV 后，一般情况及呼吸功能无改善或进一步恶化者可考虑行人工气道。但在建立人工气道前需对纠正呼吸衰竭后脱离呼吸机的可能性作出估计，社会——经济因素也应考虑。具体指征为：①分泌物较多或引流困难，不利于感染的控制或有发生窒息的可能时；②$PaCO_2$ 重度升高（>80 mmHg）引起嗜睡者或 pH<7.2 时；③顽固性低氧血症，吸氧浓度（FiO_2）>40% 或鼻导管吸氧>5 L/min，而 PaO_2<50 mmHg 时；或吸高浓度氧后 $PaCO_2$ 明显上升而 pH 急剧下降至 7.2 时；④有明显呼吸肌疲劳的征象：RR 30~40 次/分，VT 200~250 mL，最大吸气压<20~25 cmH_2O 者，有迅速发展为重度高碳酸血症或不能有效咳痰的倾向时；⑤自主呼吸能力显著减弱，RR<6~8 次/分；⑥60 mmHg<$PaCO_2$<80 mmHg，且进行性升高时；⑦NIPPV 无效时。当然随着 NIPPV 的发展，上述指证明显放宽，但也应避免人工气道机械通气时机过晚，即患者昏迷、窒息、或呼吸接近停止的情况下才使用呼吸机。事实上，当肺外脏器已严重受累时，使用机械通气也难以改善预后。

（二）人工气道的选择

1. 气管切开

主要用于肺功能损害严重、反复呼吸衰竭，需较长时间保留人工气道，或呼吸道分泌物引流困难的气管插管患者。因气管切开后常发生一定程度的气管狭窄，增加呼吸做功，再次实施气管插管或气管切开手术也比较困难，若长期保留则增加感染的机会，并给患者

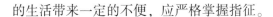

的生活带来一定的不便，应严格掌握指征。

2. 经口气管插管

操作方便、快捷，可采用较大内径的导管，有利于急救和呼吸道分泌物的引流。但患者痛苦较大，护理不方便，容易发生吸入性肺感染，故用于急救，也可作为气管切开或经鼻气管插管的过渡措施。

3. 经鼻气管插管

用于需建立人工气道，且又允许一定时间操作的患者；或经口插管短期内不能拔管的患者。

三、机械通气的临床应用

（一）目的

1. 纠正低氧血症，增加 PaO_2，使 $PaO_2 > 90\%$。

2. 治疗急性呼吸性酸中毒，纠正危及生命的急性酸血症，但不必要恢复 $PaCO_2$ 至正常范围。

3. 缓解呼吸窘迫，当原发疾病缓解和改善时，逆转患者的呼吸困难症状。

4. 纠正呼吸肌群的疲劳。

5. 在手术麻醉过程中、ICU 的某些操作和某些疾病治疗的过程中，为安全使用镇静剂和（或）神经肌肉阻断剂。

6. 减低全身或心肌的耗氧量。

7. 降低颅内压，如急性闭合性颅外伤，可使用机械性通气进行过度通气来降低已经升高的颅内压。

（二）适应证与禁忌证

1. 适应证

任何原因引起的缺氧与二氧化碳潴留，均是呼吸机治疗的适应证，主要有：

（1）各种原因所致心搏、呼吸停止时的心肺脑复苏。

（2）中毒所致的呼吸抑制。

（3）神经——肌肉系统疾病造成的中枢或周围性呼吸抑制和停止。脑卒中（出血和缺血）、脑外伤、脑炎（细菌、病毒、原虫、寄生虫等）、脑部手术、癫痫持续状态（原发或继发）、各种原因所致的脑水肿、脊髓、神经根、呼吸肌等受损造成的呼吸抑制、减弱和停止等。

（4）胸、肺部疾病：如 ARDS、严重肺炎、胸肺部大手术后，COPD、重症哮喘等。

（5）胸部外伤：肺挫伤、开放性或闭合性血气胸、多发多处肋骨骨折所致的连枷胸，只要出现无法纠正的低氧血症，均是应用机械通气的适应证。

（6）循环系统疾病：急性肺水肿（心源或非心源性）、急性，心肌梗死所致的心搏骤停、心脏大手术后常规机械通气支持等。

2. 禁忌证

呼吸机治疗没有绝对禁忌证。除未经引流的气胸和肺大疱是呼吸机治疗的主要禁忌证外，其余均为相对禁忌证。如：低血容量性休克患者在血容量未补足以前；严重肺大疱和未经引流的气胸；肺组织无功能；大咯血气道未通畅前；急性心肌梗死；支气管胸膜瘘；缺乏应用机械通气的基本知识或对呼吸机性能不了解等。

四、呼吸机的临床使用

（一）选择呼吸机与患者的连接方式

常用的连接方式有以下 4 种：①密闭面罩；②经口气管插管；③经鼻气管插管；④气管切开。密闭面罩是一种无创通气法，后三者是有创通气法。经口气管插管法插管容易，无效腔量较小，管腔相对较大，吸痰容易，气道阻力小，适于急救场合，但清醒患者不易长时间耐受，易脱管、移位、口腔护理不方便，可能导致牙齿、口咽损伤，一般可以留置 3~7 日；经鼻腔气管插管患者易耐受，便于口腔护理，易于固定，可留置 7~14 日甚至更长时间，但管腔较小，不易吸痰，插入困难不易迅速插入，易引发鼻出血、鼻骨折等损伤。短时间不能撤除经口或经鼻插管的患者应尽早选择或更换为气管切开。气管切开适用于需长时间使用呼吸机者，可明显减少无效腔，患者易耐受，口腔护理容易，便于吸出气管、支气管内分泌物，缺点是创伤较大、操作复杂，需特殊护理，可发生切口出血和感染，愈合后颈部留有瘢痕，有发生气管狭窄并发症的可能。

（二）选用合适的呼吸机

根据患者年龄、病情、应用机械通气治疗时间长短和应用目的的不同，选择不同性能的呼吸机，并合理应用。

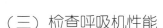

（三）检查呼吸机性能

1. 漏气检验

检查呼吸机管道、接口有无漏气。管道包括供气管道、主机内部管道与出气管道，检查方法有潮气量测定、压力表检测和耳听、手摸等方法。

（1）潮气量测定

预调潮气量，接呼吸机模拟肺，观察实际潮气量值；若与设定潮气量相同，说明无漏气；或与设定潮气量的差值在设定潮气量的10%范围以内，临床可以使用。对于间接驱动循环式麻醉用呼吸机，将回路内氧流量关闭，观察模拟肺的膨胀程度和潮气量的下降程度，若潮气量渐减少或模拟肺膨胀度减少，说明有漏气。

（2）压力检测

主要检查呼吸机工作压和通气压。如果工作压低于设定水平，说明供气气源压力不足或呼吸机主机内部管道漏气。如果气道压低于正常，说明呼吸机外部管道漏气。

（3）耳听手摸法检测

在正压通气时，若听到接口处有"嘶嘶"声，手摸呼吸机外管道有漏气存在，说明密封不严，应查明原因给予处理。

2. 报警系统检测

采用调节潮气量及报警上、下限来检查呼吸机的声、光报警是否完好。

3. 检测呼吸机的输出功能

如呼吸模式、呼气末正压（PEEP）功能、吸入氧浓度、呼吸频率、潮气量等是否准确可靠。

4. 其他检查

呼吸机附加的监护仪、湿化器、雾化器等性能是否完好。

（四）选择合适的机械通气方式

首先明确患者自主呼吸的情况，根据自主呼吸状况选择合适的机械通气方式。若自主呼吸完全停止，则需呼吸机完全替代；若尚有自主呼吸，则选择呼吸机辅助呼吸模式；若肺泡气体交换障碍，需用呼吸机提高功能残气量。然后合理设置呼吸机的各项参数，既保证患者 PaO_2 在正常范围，又尽量减少正压通气对患者的生理影响。

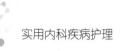

第三节　呼吸机的临床监测与护理

一、呼吸机概述

呼吸机是借助人工装置（呼吸机或人工呼吸机）的机械力量，将空气、氧气或空气——氧气混合气压入肺内，产生或辅助患者的呼吸动作，使肺间歇性膨胀，达到增强和改善呼吸功能、减轻或纠正缺氧和二氧化碳潴留为目的的一种治疗措施或方法。

呼吸支持是治疗各种类型呼吸衰竭和各种原因引起的缺氧与二氧化碳潴留最直接、有效的方法与措施。在临床上，当引起呼吸衰竭的疾病和因素在短期内无法控制或去除时，仅缺氧或二氧化碳潴留就足以造成患者死亡。此时应用呼吸机进行呼吸支持，能纠正缺氧和二氧化碳潴留，不但能直接挽救患者生命，也为原发病治疗赢得时间。

二、呼吸机的工作原理和保养

（一）工作原理

在呼吸道开口（口腔、鼻腔或气管插管、气管切开导管）对气体直接施加压力，超过肺泡压产生的压力，气体进入肺——吸气；释去压力，肺泡压高于大气压，肺泡气排出体外——呼气。

（二）呼吸机的功能组成

1. 基本功能

（1）通过重力风箱、减压阀、驱动活塞等将空气、中心气站或压缩泵中的高压气体转化为呼吸机通用的驱动气体。

（2）根据进气速度和压力，调节吸气时间和吸入气量。

（3）达到限定的进气速度、容量、压力或吸气时间，完成吸气向呼气的转换。

（4）通过呼气末正压、零压或负压调节呼气时间、气流或压力。

（5）通过对自主呼气触发、呼气时间的设置，完成呼气向吸气的转换。

2. 次级功能

（1）用氧方式的调节和实施。

（2）调节供氧浓度。

（3）加温加湿。

（4）压力安全阀。

3. 附属功能

（1）报警系统。

（2）监测系统。

（3）记录系统。

（三）呼吸机的保养与消毒

对呼吸机的正确消毒和妥善保养可避免交叉感染，延长呼吸机使用寿命，为抢救成功提供基础。

1. 拆卸

拆卸呼吸机管道之前，认真阅读说明书，了解其结构，不可盲目拆卸。按说明书所述的步骤和要求细心拆卸，不可粗暴操作，以免损坏管道和部件，注意保护换能器，如压力换能器、流量传感器和温度传感器等。

2. 清洁和消毒

呼吸机的消毒分为患者使用时的日常常规更换消毒和撤机后的终末消毒两种。呼吸机的内部机械部分不应常规消毒。重复使用的呼吸机管道、雾化器，须灭菌或高水平消毒。每周更换呼吸机管道1次或2次，如有明显分泌物应及时更换。

3. 保养

（1）专人保管呼吸机，保证管道消毒后备用，仪器外部保持清洁。

（2）定期检查，根据需要更换氧电池、活瓣、皮囊和细菌过滤器等零配件。

（3）定期通电试验：综合检查呼吸机功能，确保呼吸机处于备用状态。

（4）呼吸机主机电源应在气源接通后启动，呼吸机关机顺序与之相反，即先关主机电源再关气源。

（5）定时补充加温湿化器内的液体，该液体只能用蒸馏水。注意检查调温器的性能，保护温控传感器，密切观察温度报警情况。

（6）正确倾倒和引流冷凝水，严防冷凝水流入患者呼吸道或呼吸机主机。

三、呼吸机治疗期间的常用监测

呼吸机治疗期间呼吸、循环等脏器功能的监测，对于判断机械通气的治疗效果、进行呼吸机的合理调节和预防并发症的发生具有重要意义。随着机械通气治疗技术的发展，各种监测手段更加完善，能否进行必要与适当的监测，也是决定呼吸机治疗成败的条件之一。一些基本的监测有血气分析、呼吸频率、通气量、气道压和生命体征等。

常规经验监测是通过视、触、叩、听等简单的检查监测手段取得直观的临床数据，虽然不太准确，但简便易行，可为进一步检查提供参考。如观察胸廓的起伏、节律以估计潮气量；听诊呼吸音以判断肺通气状况；观察口唇、指端颜色以判断有无缺氧现象；观察甲床按压后的循环恢复时间以判断末梢血流灌注情况；观察颈静脉怒张程度以间接判断胸膜腔内压高低和右心功能状态。

呼吸功能监测在机械通气治疗中显得尤为重要，监测项目很多，项目按测定呼吸生理功能的性质分为肺容量、通气功能、换气功能、呼吸动力功能、小气道功能监测等。肺容量监测最重要的指标为潮气量，通气功能监测包括呼吸频率、通气量、气流速度、肺活量及吸/呼气比等，换气功能监测包括分钟耗氧量，通气/血流比率，肺泡动脉氧分压差、肺内分流量等，呼吸功能监测常用气道平均压及气道阻力等指标。

血气分析是监测呼吸机治疗效果的重要指标之一，通过血气分析可以：

1. 判断血液的氧合状态，指导呼吸机的合理调节。

2. 判断机体的酸碱平衡情况。

3. 结合呼吸功能监测判断肺气体交换情况。一般主要测动脉血气分析，必要时测混合静脉血气分析。

四、呼吸机治疗期间的护理

（一）一般护理

1. 胸部体疗

应用呼吸机治疗患者由于机械正压通气、咳嗽反射减弱、呼吸道分泌物增多等原因，常发生阻塞性肺不张。经常帮助患者翻身，不但能防止压疮的发生，而且有利于分泌物引流。

（1）取半卧位，每2小时翻身1次，危重患者可以仰卧、左侧位45°、右侧位45°交替翻身。

（2）翻身同时，医护人员用手掌叩拍患者的背部，自下而上，自边缘到中央循序进行。

（3）若患者能够配合，可在叩背的同时让其咳嗽，有利于痰液的排出。

（4）翻身、叩背后给予吸痰。吸痰要彻底，吸痰过程严格执行无菌技术操作。

（5）根据胸部 X 线片结果，若发生了肺不张，且患者条件允许，采用一些特殊体位配合叩击，有利于阻塞肺叶痰液的排出。

（6）在翻身叩背时要注意防止气管导管的脱出。

2. 口腔护理

（1）清醒合作的气管切开或经鼻插管患者，每 2~6 小时 1 次，用 0.5%氯已定溶液行口腔护理，以保持口腔清洁，预防呼吸机相关性肺炎发生。

（2）对于经口气管插管患者，由于导管和牙垫的占据，口腔护理不方便，要 2 人操作，先将牙垫取出，一人固定气管插管确保气管导管在位，一人用 0.5%氯已定溶液擦拭口腔并吸净口腔内分泌物，进行口腔护理后再放入牙垫固定好导管。

（3）清醒但不合作的患者，用 0.5%氯已定溶液冲洗口腔，并用清水洗净。

（4）进行口腔清洁时，要将气管插管气囊充气，以防清洁液进入气管。

（5）口腔护理时观察口腔黏膜，出现白斑时送涂片检验及真菌培养，并遵医嘱给予抗真菌药。

3. 胃管的留置和胃肠营养的供给

气管切开者，若患者能吞咽，放置胃管不太困难；对于经口、鼻气管插管者，可借助喉镜留置胃管。留置胃管可以达到以下目的。

（1）胃肠减压：气管插管前由于面罩加压给氧，气体会进入胃肠，出现胃扩张，留置胃管后可减压。

（2）抽取胃液进行 pH、隐血试验等检查，以了解胃液的情况及有无胃黏膜出血。

（3）经胃管注入治疗性药物：气管插管患者由于经口服药不便，可经胃管注入药物治疗，以减少静脉用药量。

（4）发生消化道出血者，可经胃管给予三七粉、云南白药、氢氧化铝凝胶等药物以达到止血和保护胃黏膜的目的。

（5）经胃肠补充营养：开始时注入清水、葡萄糖溶液、果汁等，以后根据情况补给流质饮食。

4. 皮肤压疮的预防

机械通气患者，由于呼吸衰竭及其他严重病变、营养不良、末梢循环差、机体抵抗力下降等原因，易发生压疮，应注意防治。

（1）定时翻身、变换体位。

（2）用气垫床，并协助患者进行床上活动。

（3）保持受压局部皮肤清洁干燥，用温水擦浴，视患者汗湿情况决定每日擦浴次数，必要时使用爽身粉。

  （4）增加营养摄入，增强患者抵抗力。

  （5）评估患者压疮危险因素，重视高危患者。

  （6）已发生压疮者，根据压疮的不同分期进行规范治疗。

（二）气管插管的护理

  1. 有效固定气管插管并确定插入深度，每班检查，及时发现导管滑入一侧支气管或脱出；更换体位时，避免气管插管和呼吸机导管过度牵拉和扭曲；向患者说明气管插管的重要性，取得配合，必要时约束上肢，防止患者意外拔管。

  2. 置患者头部处于稍后仰位，以减轻气管插管对患者咽、喉的压迫性损伤；应每隔1~2小时转动、变换患者头部，避免体表压伤和气管插管对咽喉的压迫。

  3. 选用适当的牙垫，牙垫要比导管略粗，避免患者将气管插管咬扁。

  4. 清洁口腔，每2~6小时1次口腔护理，定时用0.5%氯已定溶液口腔擦拭和冲洗。

  5. 定时吸除口腔和气道内分泌物，保持呼吸道通畅。吸痰时严格执行无菌操作原则，使用一次性吸痰管，吸痰顺序为气管内→口腔→鼻腔，每次吸痰时间少于15秒。注意观察痰的颜色、量、性状和气味，发现异常及时通知医师，并给予相应处理。

  6. 采用合适方法对吸入气体进行湿化温化，必要时气道冲洗，根据医嘱定时雾化吸入。

  7. 为防止气管插管气囊对气管黏膜的长时间压迫，每3~4小时将气管插管气囊内气体放3~5分钟，放气前先行口腔、咽部吸引，放气时气囊上方的分泌物可流入气道，边放气体边做吸引。重新充气时压力不要过高，气囊注气后压力应小于毛细血管灌注压。若气管插管气囊为高容量低压气囊，属免减压型的，每天放气1次即可。高容低压气囊压力在25~30 cmH_2O，既可有效封闭气道，又不高于气管黏膜毛细血管灌注压，可预防气道黏膜缺血性损伤、气管食管瘘、拔管后气管狭窄等并发症，目前临床使用广泛。

  8. 拔除气管插管后遵医嘱予鼻导管或面罩给氧，并密切观察患者自主呼吸频率、节律和深浅度，监测心率、血压、血氧饱和度和血气分析指标，注意有无会厌炎、喉痉挛等并发症发生，发现异常及时汇报处理。

  9. 加强与患者的沟通交流，加强心理护理，减轻患者的焦虑和不安，取得患者配合。

（三）气管切开的护理

  1. 密切观察有无出血、皮下气肿、气胸、感染等并发症的发生，发现异常及时处理。

2. 牢固固定气管切开导管以防脱出，固定用的纱布带松紧要适当，以能容纳一手指为度。

3. 定时清洁患者颈前皮肤，保持清洁干燥。每 6 小时更换切口周围纱布 1 次，保持清洁干燥，检查创口和周围皮肤有无感染、湿疹，根据情况局部用药。

4. 气管切开导管与呼吸机管道相连后要给管道作适当支撑，不要让呼吸机管道产生的重力作用于导管，以免压迫气管造成坏死。

5. 气管切开导管的气囊压力要适当，确保既不漏气，压力也不高，以免影响气管黏膜的血液供应。

6. 保持呼吸道通畅，遵医嘱给予气道湿化、雾化吸入，未连接呼吸机时在气管切开的导管口覆盖 1~2 层潮湿无菌纱布或连接人工鼻。

7. 若使用金属套管导管，每 4 小时取出更换清洁消毒内套管 1 次。

8. 病情平稳后，可酌情试堵管。先将气管切开套管堵塞 50%，观察 24~48 小时，若患者呼吸正常且自行排痰，可将气管切开导管全部堵塞，继续观察 48 小时，如无不适可考虑拔除气管切开导管。

9. 气管切开导管拔除后消毒伤口周围皮肤，用蝶形胶布拉拢黏合，然后再以无菌纱布覆盖。注意清除窦道分泌物，经常更换纱布，使窦道逐渐愈合。

（四）呼吸道分泌物的清除

1. 清除呼吸道分泌物的意义

（1）保持呼吸道通畅，减少气道阻力。

（2）防止分泌物坠积而发生肺不张、肺炎。

（3）防止分泌物干结脱落而阻塞气道。

（4）呼吸道分泌物性质的观察和细菌培养对于抗生素选择和湿化雾化器调节具有指导意义。

2. 吸痰时机

适时吸痰是保持呼吸道通畅，确保机械通气治疗效果的关键。临床要准确选择吸痰时机，从而使吸痰的护理过程更具有目的性。可以通过多种方式判断吸痰时机。

（1）吸痰的最佳时机是听诊两肺有痰鸣音，胸骨上窝处听到"呼噜"声表明大量糊状痰液淤积在上气道，第 3~4 胸椎旁听到"呋哈"支气管肺泡呼吸音并夹杂低调较远的"噬啦"声，表示分泌物黏稠，支气管管腔变窄，气流通过受阻。

（2）胸部体疗使支气管壁上的分泌物脱落，并从小支气管转移到大支气管，此时应适时吸痰。

（3）血氧饱和度突然降低时先分析原因再吸痰。

（4）依据咳嗽症状适时吸痰，突发频繁呛咳常提示患者受新的气道异物刺激，有可能是下呼吸道痰液已排至主气管，此时是吸痰的最好时机，应立即吸痰。

（5）呼吸机出现高压报警时，在排除患者咳嗽、管道扭曲、人机对抗等原因后，可判断为痰液阻塞，此时应及时吸痰。

（6）患者主动要求时进行吸痰，但此时患者痰往往已较多。

3. 正确吸痰方法

（1）准备多根无菌吸痰管，吸痰管内径 0.3~0.5 cm，长度 30 cm 以上；准备两个吸痰用的无菌水罐，分别供吸气管和口鼻后冲洗使用；调整合适的吸引负压，以不超过 40 mmHg（6.7 kPa）为宜；吸痰前先给予高浓度氧吸入 1~2 分钟。

（2）吸痰时严格无菌操作，右手戴无菌 EO 薄膜手套后手持吸痰管吸痰。将吸痰管伸入气管导管，边旋转边吸引，直至气管、支气管内，动作要轻柔。置入吸痰管过程中要注意观察是否顺利，避免痰痂形成或阻塞。

（3）每次吸痰不超过 15 秒。若痰没吸完，应给予纯氧呼吸 10~15 秒后再行吸引，切忌长时间吸引，以免发生缺氧。

（4）吸痰后再吸入纯氧 1~2 分钟，然后把吸入氧浓度调至吸痰前水平。两人操作时用简易呼吸皮囊在每分钟 6~8 L 氧流量下胀肺 1~2 分钟。现在有部分呼吸机设有智能吸痰功能，如按 Drager 呼吸机的智能吸痰键可自动完成吸痰前后增氧，吸痰时关闭报警，并且机器处于待机状态，自动识别管道重接，前后 180 秒。

（5）掌握吸痰顺序。先吸气管导管内，后吸口腔和鼻腔分泌物。

（6）吸引气管分泌物时，鼓励患者咳嗽，以吸出深部分泌物。痰液过稠不易吸出时，可先向气管内注入 3~5 mL 湿化液，然后再吸引。

（7）将用过的吸痰管清洗，集中消毒后再用；或使用一次性吸痰管，尤其是并发气道铜绿假单胞菌感染者。

（8）吸痰常见并发症有气道黏膜损伤、肺不张、加重缺氧、心律失常，支气管哮喘患者可能诱发支气管痉挛和低氧血症等，因此，吸痰期间要密切观察病情变化，如有心率、血压、血氧饱和度明显改变，立即停止吸痰。

第四节　呼吸机的撤离

一、概述

机械通气可以维持生命，但不能治疗疾病，所以呼吸支持只是一种临时方法，为基础疾病引起呼吸衰竭的治疗赢得时间，其最终目的是成功撤机。大部分患者能成功撤机，但慢性或严重肺疾病、长期呼吸支持或成为呼吸机依赖者、神经肌肉病变、多个器官功能衰竭者成功撤机较困难，占此类患者的 20%~40%，少数患者终生依赖呼吸机。成功的撤机往往需要引起呼吸支持的因素解除后，掌握撤机的时机，选择合适的方法，因人而异，有计划地实施。

二、呼吸机撤离指征

1. 患者一般情况好转和稳定神志清楚，生命体征平稳，感染控制，能自行摄入一定热量，营养状态和肌力良好，能够配合治疗。

2. 呼吸功能明显改善①自主呼吸增强，常与呼吸机对抗；②咳嗽有力，分泌物明显减少，脓痰消失；③吸痰等暂时断开呼吸机时患者无明显的呼吸困难，无缺氧和二氧化碳潴留表现，血压、心率稳定；④降低机械通气量，患者能自主代偿，潮气量>300 mL 或>5 mL/kg（成人），呼吸频率<25 次/分，血氧饱和度>92%。

3. 血气分析正常且稳定，血红蛋白维持在 100 g/L 以上。

4. 酸碱失衡得到纠正，水电解质平衡。

5. 肾功能基本恢复正常。

6. 无其他脏器严重病变。

三、撤离方法

呼吸机撤离可分成三类：快速常规撤机；经周密计划后缓慢、逐渐撤机；呼吸机依赖或不可能撤机者需要采取特殊的措施。撤离呼吸机的方法应根据患者病情，选用适当的撤机方法。

对于全身麻醉术后、短时间使用呼吸机的患者，可经试停呼吸机带气管插管呼吸无病情变化而直接拔除气管插管，拔除气管插管后经面罩或鼻导管吸氧。

对于危重患者，长时间使用呼吸机、呼吸肌无力等患者，需经相当长的过渡过程，缓慢脱机，避免突然呼吸衰竭。常用的撤机方法有：SIMV+压力支持过渡撤机方法，根据患者自主呼吸的能力、潮气量、次数等，调节呼吸机，使患者无力提供的气体由呼吸机供给，并逐渐减少呼吸机供给，达到逐渐脱机的目的。这种脱机方法逐渐过渡，患者易于接受；自主呼吸逐渐增强，有利于呼吸肌的锻炼；可在患者脱机过程中根据患者病情变化随时调整，防止通气不足或过度，撤机困难的患者可以间断撤离呼吸机，将脱机的时间分开，先是逐小时，即每日分次脱机，以后视病情逐渐增加每日脱机的次数或延长每次脱机的时间，最后改成逐日或白天脱机、夜间上机等，直至完全停用。适用于脱机困难的患者，间断脱机的时间，依脱机的难易程度而异。

撤机过程包括：撤机前期、撤机期和拔人工气道期。撤机前期是决定是否开始撤机的阶段；撤机期是指通过不同撤机方法使患者能维持足够的自主呼吸；拔人工气道期是指拔除人工气道，患者恢复呼吸正常生理功能的阶段。

（一）撤机前的准备

1. 患者临床情况

医生需对患者病情作全面分析和客观评价，患者临床情况的改善，包括：呼吸衰竭病因已基本纠正，血流动力学相对稳定，没有频繁或致命的心律失常，休克和低血容量已彻底纠正，感染基本控制，体温正常，神志清醒或已恢复机械通气前较好时状态，自主呼吸平稳，呼吸动作有力，具有足够的吞咽和咳嗽反射。吸氧浓度应逐渐降至40%以下而无明显呼吸困难或发绀，撤机前12小时应停用镇静安定药物。经过积极准备，医生需对患者病情作全面分析和客观评价，并作出是否撤机的决定。

2. 有效治疗呼吸衰竭原发病

控制肺感染，解除支气管痉挛，使气道保持通畅和有效廓清。

3. 纠正电解质和酸碱失衡

撤机前代谢性或呼吸性碱中毒是导致撤机困难的重要因素，应积极予以纠正。要求 COPD 患者维持 $PaCO_2$ 和 PaO_2 达通气前的理想水平（并不要求达正常水平）。

4. 各重要脏器功能改善

心、肝、肾、胃肠、脑等脏器的功能对撤机能否成功有重要影响，机械通气过程中应注意保护并给予必要治疗。如治疗心力衰竭，争取撤机前患者的心输出量、血压、心率能大致正常并保持稳定，胃肠出血停止，贫血基本纠正，肝肾功能达较好水平。

5. 高呼吸负荷的纠正

寒战、发热、烦躁、情绪激动均增加氧耗，高碳水化合物饮食可使体内 CO_2 产量增加，这些加重呼吸负荷的因素在撤机前应尽量去除。

6. 保持良好营养状态

营养不良可降低呼吸肌收缩强度和耐力并影响中枢的通气驱动，若严重营养不良状态下撤机，机体将难以适应撤机过程中呼吸功耗的增加。故机械通气过程中需积极适当补充营养。纠正低蛋白血症，保持良好营养状态有利于撤机。

7. 患者的心理准备

做好思想工作，解除患者对呼吸机的依赖心理和对撤机的恐惧，争取患者对撤机的充分配合。

（二）撤机期

经评估，呼吸机撤离容易的患者可以直接撤离，即先逐步降低呼吸机条件（PEEP、PSV 水平和 FiO_2），观察氧合水平。撤除机械通气后，生命体征稳定，通气和氧合水平符合标准，可以拔除人工气道。

呼吸机撤离困难的患者可以分次或间断撤离：先采用一定通气模式作为撤除呼吸机的过渡措施，如应用 SIMV，逐渐降低 SIMV 呼吸次数，当至 5 次/分时，如能较好地维持通气和氧合，意味呼吸机撤离已有一定的把握；PSV 时，逐渐增加 PSV 的压力支持水平，以利肺、胸廓的充分膨胀，做被动性的肺功能锻炼；以后逐渐降低 PSV 压力，降至一定水平或完全撤除后，仍能维持较好呼吸时，可以试行呼吸机撤离。

呼吸肌衰竭患者加强营养和被动性呼吸肌锻炼；先应用 PSV，增加肺的膨胀度；再逐渐降低 PSV，并应用 SIMV 的通气模式；PSV 全部撤除后，再逐渐降低 SIMV 的通气支持次数，直至达到 5 次/分时；氧合状况满意，考虑呼吸机撤离。

间断呼吸机撤离是将呼吸机撤离的时间分开，先是逐小时，即每天分次呼吸机撤离；以后视病情逐渐增加每天呼吸机撤离的次数或延长每次呼吸机撤离的时间；最后改成逐日或白天呼吸机撤离、夜间上机等，直至完全停用。适用于呼吸机撤离困难的患者，间断呼吸机撤离的时间，依呼吸机撤离的难易程度而异。

（三）拔人工气道期

改变通气模式或间断呼吸机撤离时，仍能维持较好的通气和氧合时，方可拔除人工气道。对病情复杂的患者，及时、暂时呼吸机撤离成功，也应慎重拔除人工气道。因为撤离失败屡有发生，再次应用机械通气治疗的难易程度主要取决于人工气道的重新建立。有人工气道的患者，再次行机械通气治疗并不困难；拔除人工气道后，重新建立人工气道费时、费力，还会增加痛苦；严重时会给生命带来威胁。因此，对病情发展难以预料的患者，应适当延长人工气道拔除后观察的时间。

拔管后气道护理是呼吸机撤离成败的关键。加强气道护理能促进呼吸道分泌物排出，保持气道通畅，预防肺部感染。主要方法有超声雾化吸入、捶/叩背震荡、刺激咽喉部产生咳嗽与排痰、抗生素和祛痰药等。

第五节　无创通气的应用与护理

一、概述

无创通气（NIV）是指不经气管插管而能够增加肺泡通气的辅助机械通气，包括体外负压通气、经鼻面罩正压通气、胸壁震荡及膈肌起搏等。近年来，在多种无创通气手段中，经鼻的无创正压通气（NPPV）的临床应用正逐渐增多，特别是慢性支气管炎和阻塞性睡眠呼吸暂停综合征患者，NPPV已成为首选的治疗措施。在急诊中，无创机械通气治疗也能明显改善一些患者的主观症状，减少呼吸衰竭加重的次数，从而降低住院率和医疗费用。

（一）原理

NPPV对呼吸衰竭病理生理的主要环节均有影响，吸气压力（IPAP）能增加肺泡通气，改善呼吸肌功能和降低呼吸功耗从而纠正高碳酸血症；呼气压力（EPAP）能解除上气道的阻塞，改善氧合及通过克服内源性呼气末正压（PEEPi）降低呼吸功，改善呼吸肌疲劳。除机械作用外，神经——体液因素也可能发挥重要作用。

（二）适应证和禁忌证

1. 适应证

（1）以呼吸肌疲劳为主要诱因的呼吸衰竭，如轻、中度COPD高碳酸血症，特别是pH7.25~7.35的患者。

（2）心源性肺水肿，首选CPAP，无效时可用无创通气。

（3）有创通气拔管后用无创通气进行序贯治疗，即拔管后的急性呼吸衰竭。

（4）对多种肺疾病的终末期患者，已无插管指征或患者拒绝插管治疗时无创通气也可起到一定的作用。

（5）可用于重症支气管哮喘，手术后呼吸衰竭、创伤后呼吸衰竭、肺不张及肺部感染合并呼吸衰竭时的治疗。

2. **禁忌证**

（1）心搏、呼吸骤停者。

（2）血流动力学不稳定（存在休克、严重的心律失常等）者。

（3）需要保护气道者（如呼吸道分泌物多，严重呕吐有窒息危险及消化道出血、近期上腹部手术）。

（4）严重脑病患者。

（5）近期面部及上气道手术、创伤或畸形。

（6）上气道阻塞。

（三）应用条件

1. 培训对负责 NPPV 工作的人员首先要熟悉自己手中的机器性能，应亲身上机体会呼吸机的工作状态，使自己有感性认识，掌握应用无创呼吸机需要解决的目的必须清楚，才能保证工作的顺利开展。

2. 配备开始应用 NPPV 的 4~8 小时需要有专人负责治疗和监护，才能提高疗效。当患者适应后或者病情改善后，可以无须专人监护。

3. 条件最基本的监护条件应具备血氧饱和度监测、心电监护和动脉血气分析监测。当无创通气治疗失败后，有可能发展为严重的危及生命的呼吸衰竭，必须准备好紧急插管的设备。

二、使用方法

（一）人——机连接

临床上最常用的是鼻罩和口鼻面罩，也可以根据情况选择鼻塞。应当准备多个不同规格和不同类型的鼻罩和口鼻面罩，供患者选择应用。鼻罩和鼻面罩均可用于无创通气，选择哪一种应根据病情及患者的耐受情况而定，两者各有优缺点。

1. **鼻罩**

其优点有无效腔小（约 105 mL），发音、进食及咳痰不受影响，呕吐时不易引起误吸，患者可随意控制是否触发呼吸机等。缺点是张口呼吸时易漏气，降低疗效。对轻症呼吸衰竭患者应首选鼻罩通气，无效时换用鼻面罩。

2. 鼻面罩

其缺点为无效腔较大（约 250 mL），进食、发音及咳痰时需脱开呼吸机，当呕吐时易发生误吸，当面罩内压力大于 25 cmH$_2$0 时胃肠胀气发生率高。优点为漏气较少，血气改善较鼻罩通气快，重症呼吸衰竭时应首选鼻面罩，病情稳定后（一般在 24 小时后）可换用鼻罩通气以增强耐受性。

3. 注意事项

（1）无论采取哪种面罩，由于保留了完整的上呼吸道结构和功能，对吸入气体的加温和加湿功能并未受到很大影响，因此，气道湿化一般不存在很大问题，可连接湿化器，但不需通电加热。

（2）由面罩引起的不适是患者不能耐受无创通气治疗的主要原因。因此，面罩与皮肤的接触不宜过紧，允许有少量漏气并不会导致气道压力的下降，固定带的松紧程度以能容纳 2 个手指为宜，加用护垫可阻挡漏气及减轻对皮肤和眼部的刺激。

（3）当有明显的胃肠胀气时应降低压力并插入胃管，可用胶带密封胃管与面罩的交界处。

（二）呼吸机类型的选择

常规急救用呼吸机和专门为无创通气设计的便携式小型无创通气机都可用于进行无创通气治疗。前者价格昂贵，但报警及监测装置完备是其优点，采用流速触发可减少呼吸功，如存在漏气，则容易出现压力和分钟通气量报警，应注意调整报警限。

新近开发的几种新型呼吸机都具备双水平正压通气的功能，可用于进行无创通气治疗，实现了一机双用，使无创通气向有创通气过渡变得简单方便。

而无创通气机（如 BiPAP）内置自动漏气补偿系统，即使存在一定程度的漏气，呼吸机本身可自动调节流速维持设定的压力。具体选择哪种呼吸机应根据现有条件、医护人员接受训练的情况和习惯等确定，不论哪种呼吸机，如应用得当均能取得良好效果。

三、护理措施

（一）操作程序

1. 确保训练有素的医护人员在场、合适的监护条件和气管插管设备、复苏设备等。

2. 选择呼吸机，连接和检查呼吸机，初步设定参数，特别注意呼气阀功能、氧气管路。

3. 患者及家属教育（目的、意义、注意事项、如何摘掉和固定面罩、如何配合呼吸机等）。

4. 患者取坐位或卧位（头部抬高 30°以上）。

5. 选择合适的连接器（面罩或接口器等）。

6. 医护人员或患者本人扶持面罩或鼻罩，连接和开动呼吸机，开始用低的压力（容量），用自主触发（有后备频率）的模式；压力限制型：吸气压 8~12 cmH_2O；容量限制型：8~10 mL/kg。患者适应后（约 30 分钟），配置头固定带（避免固定带的张力过高，一般应能通过 2 指），如口腔漏气严重可加用下颌带。

7. 通气参数的进一步调节按照患者的耐受性逐渐增加吸气压（10~20 cmH_2O）或潮气量（10 mL/kg 左右），达到缓解气促，减慢呼吸频率，增加潮气量的目的，患者与呼吸机的同步性应良好。

8. 给氧，使 SpO_2>90%。

9. 检查漏气，必要时调整固定带的张力，或加用下颌带。

10. 必要时加用湿化器。

11. 间歇监测血气（开始 1~2 小时后，以后按需而定），评价临床效果。

（二）患者教育

1. 在实施无创通气前，应尽可能向患者详细解释清楚治疗目的、意义，注意事项和可能出现的问题，讲解面罩基本结构和取、戴方法。

2. 可以让神志清楚的患者一起来取、戴，让其参与治疗护理，增强战胜疾病的信心，消除患者的恐惧。

3. 指导患者有规律地呼吸，在紧急情况下（如咳嗽、咳痰或呕吐时）能够迅速拆除连接，提高无创通气的安全性和依从性。

（三）面罩选择与固定

1. 面罩选择

按面罩的基本构造可分为气垫式和面膜式两种。致硬质面罩对面部皮肤压迫；充气过多，使面罩与面部接触面积减少，极易产生漏气。为防止漏气则需要增加固定带的拉力。这样增加面罩硬壳对面部的压迫，引起鼻梁和面部皮肤的糜烂，该面罩适用于急救。

面膜式硅胶面罩，其面膜薄，可塑性强，与面部接触面积大，与鼻面颊的吻合性好，适用于长时间、持续通气患者，以增强患者的舒适感。

2. 固定方法

面罩的固定方法可采用 4 根拉扣式橡胶带、黏拉式布带和头罩三点式固定。四带式固定易引起压力分布不均，导致面罩漏气和压力性损伤；三点式固定符合力学原理，压力分布最均匀，密闭性、舒适性更好，可保证大部分患者不漏气，压力性损伤少。

（1）头带固定时，应避免系带压住患者的眼睛和耳郭。

（2）在气垫和面罩固定时应注意其气垫对颜面部的压迫，气垫内的压力不宜过高，否则压力太大造成密封不良和局部皮肤的压迫。

（3）面罩与皮肤的接触不宜过紧，允许有少量漏气，但不会导致气道压力的降低，固定带的松紧程度以能容纳两个手指为宜。

（四）其他

1. 腹胀

鼻面罩通气可产生误咽发生胃膨胀，患者感觉极为不适，因此需要患者闭嘴用鼻呼吸，减少吞咽动作，如病情允许可采取半卧位，出现胃胀气后应及早行胃肠减压。

2. 压迫性损伤

长期压迫极易造成鼻脊处、两颧骨部皮肤红肿疼痛或破溃，所以面罩气囊充气后维持压力应小于毛细血管动脉端压力（充气 10~15 mL），鼻罩上两颧骨旁用纱布或海绵衬垫以减轻压迫，有破溃者可采用金霉素眼药膏，但需保持清洁，防止继续感染。

3. 分泌物的引流

对于神志清楚的患者，通常可自行有效咳嗽、咳痰，而对于高碳酸血症导致的神志不清，不能合理通气，可在患者通气 2~4 小时清醒后，因呼吸肌疲劳缓解，而恢复完善的咳嗽能力。如果患者一般情况差，因咳嗽力量较弱而导致昏迷患者必须建立人工气道。

4. 仪器的保养

仪器保养时应切断电源线，采用清水或 75% 的酒精湿润擦拭，清洁主机机体，切勿将液体侵入呼吸机内部。机体进气口的过滤片应在使用前检查是否完整、清洁，过滤片变脏时，需要及时更换以保持运行正常。每次使用完毕后的管路应检查是否有破裂，用肥皂布擦拭外壁污渍，检查连接口是否有损坏和齿状口，再采用 0.1% 的有效氯浸泡 30 分钟后，冲洗管路、控干水分、连接管路后，试机备用。

第六节　循环系统监测及重症监护病房护理技术

一、循环系统监测

循环系统由心脏、血管和调节血液循环的神经体液组成，其生理功能是为全身组织器官运输血液，通过血液将氧、营养物质和激素等供给组织，并将组织代谢废物运走，以保证人体正常新陈代谢的进行。随着工业化、城市化、人口老龄化进程的加快，生活方式和饮食结构的改变以及生态环境的恶化，心脑血管疾病的发病率明显增高。循环系统疾病变化快、病情重，常明显地影响患者的劳动能力，导致较高的病残率和病死率。近年来，新技术、新疗法在临床的应用，促进了循环系统疾病的诊断和治疗，使得心血管病的治疗水平有了进一步的提高。为了适应心血管疾病患者救治的需求，护理人员应掌握循环系统疾病监护仪器和急救设备的使用，了解循环系统疾病治疗研究进展，这对临床护理工作有重要意义。

循环监测从早年的血压、脉搏、尿量、肤色等简单的临床观察，发展到 20 世纪 70 年代以来的血流动力学监测，是监测方法学上的巨大进步，但循环系统的根本功能是向外周组织细胞输送足够的氧以满足其代谢需要，因此，考察氧供与氧需是否平衡无疑是了解循环状态更为深入的监测，这种认识是近年循环监测和治疗上又一项有突出意义的巨大进展。

（一）一般指标

1. 血压和心率

是常规循环监测指标。由于正常的血压对保证组织器官灌注至关重要，因此，在循环受到威胁的情况下，机体最重要的就是要保持血压稳定，并为此调动其他代偿因素。因此，血压不是反映循环变化最敏感的指标。实验中观察到，在心排量已大幅度下降时，血压最快也要在 40 分钟后方见下降；而当心排量尚未恢复正常时，血压却最先恢复。事实上，一旦血压降低，往往已是循环失代偿的结果。循环的代偿功能是通过提高心率、增强心肌收缩力、收缩外周血管等途径实现的。因此，在反映循环状态上，心率和脉压的变化较血压更敏感。

2. 尿量

在肾功能正常时，尿量可以反映内脏的血流灌注，并由此估价内脏的循环状态。但是应注意某些非循环因素对尿量的影响，如治疗中使用了利尿剂、高渗溶液或高糖血症均可产生明显的利尿作用，涉及垂体后叶的颅脑手术甚至可产生尿崩。但是，如将尿量与心率和血压结合判断则有助于减少误诊。临床实践表明，正确运用上述三项指标，可以成功地对多数患者完成复苏或指导循环治疗。

3. 无创性脉搏血氧饱和度

无创性脉搏血氧饱和度仪可连续监测血氧饱和度和脉搏容积图，其原理是通过置于手指末端、耳垂等处的红外光传感器测量氧合血红蛋白的含量。虽然其精确度受一些因素的影响，如皮肤颜色、末梢灌注状态、皮肤角质层厚度以及动脉血氧分压等，但总的来说，测得的血氧饱和度与实际值相关性很好。从脉搏容积图还可以观察末梢循环的灌注和脉率。无创性血氧饱和度仪已被广泛应用于危重和手术患者的监护中。

4. 持续混合静脉血氧饱和度监测

混合静脉血氧饱和度（SvO_2）的持续测定对危重患者具有重要作用，对治疗方法及药物使用有指导作用。其参考值为 $68\% \sim 77\%$；平均 75%。通过测定 SVO_2 来计算动静脉血氧含量差，能较准确反映心排血量。SvO_2 降低的常见原因：低心排血量、周围循环衰竭、败血症、心源性休克、肺部疾病等。SVO_2 低于 60% 时，通常提示组织耗氧增加或心肺功能差。

（二）特殊监护技术

心脏病患者及心血管大手术的患者若发生心肌缺血、急性心肌梗死、急性心功能不全、致命性心律失常等，有可能导致心搏骤停和猝死，及时发现异常变化，并进行相应的治疗，可使患者转危为安。心内科病房（CCU）监护常采用无创或有创的方式连续监测生命体征及相关参数，主要的监测指标有心律、心率、血压、呼吸、血氧饱和度，必要时进行血流动力学监测，为患者提供心肺复苏、电除颤、心脏电起搏、主动脉内气囊反搏、机械辅助呼吸等治疗。

1. 血流动力学监测

血流动力学监测可分为无创伤性和创伤性两大类。

（1）无创伤性血流动力学监测

是应用对机体组织没有机械损伤的方法，经皮肤或黏膜等途径间接取得有关心血管功能的各项参数，其特点是安全、无或很少发生并发症。

（2）创伤性血流动力学监测

通常是指经体表插入各种导管或监测探头到心腔或血管腔内、利用各种监测仪或监测装置直接测定各项生理学参数。通过这种有创性检查，可以对患者的循环功能进行连续重复地监测，从而对病情作出迅速的判断和采取及时的治疗。缺点是可能会引起一些严重的并发症。

血流动力学监测项目一般包括：动脉血压监测、中心静脉压监测、肺动脉压监测以及心排血量测定等。

2. 心电监测

危重患者由于原发疾病或应激反应，可使患者神经内分泌系统发生改变，导致水、电解质及酸碱平衡紊乱，这些变化可直接或间接影响心脏电生理活动，发生心律失常。心电监测就是使用心电监测装置长时间持续心电监护，以便及时发现各种类型心律失常并作出处理。

常见心电监护仪的种类：多功能床边监护仪、遥控式心电监护仪、动态心电图监测仪等。

3. 心脏辅助循环

指用机械的方法部分或全部替代心脏做功，以维持人体血液循环的治疗方法。主要应用于重度终末期不可逆心力衰竭患者。

常用的辅助装置有体外反搏器、主动脉内气囊反搏装置、心室辅助装置、人工心肺机、全人工心脏等。特别是主动脉内气囊反搏（IABP）是通过增加主动脉内舒张压从而使衰竭心脏的射血功能加强，是应用最为广泛的临时性辅助循环方法。

4. 心脏电复律

严重的心律失常可引起血流动力学障碍，导致心每搏指数、心排血指数下降，临床上出现心力衰竭、心源性休克以及心源性脑缺血综合征等。心脏电复律是在短时间内向心脏通过以高压强电流，使心肌瞬间同时除极，消除异位快速心律失常，使之转复为窦性心律的方法。最早用于消除心室颤动，故亦称心脏电除颤。

（三）胃肠黏膜内酸度（Phi）监测

血流动力学、SvO_2、血液 pH、乳酸、DO_2-VO_2 等项监测均属于整体监测，其异常提示循环障碍已波及全系统或全身的功能，显然这些仍不是循环监测最敏感的手段，临床上希望能够获得更早的变化信号。循环病理生理学研究表明，在循环遭受打击时，最早作出反应，且最晚恢复的是胃肠道的血液灌注，并由于灌注不足而导致局部的组织缺氧和酸中毒。

这种变化先于全身的缺氧和酸中毒表现，并以"隐蔽型代偿性休克"的形式独立存在。

后者是指一种临床上缺乏血流动力学紊乱、少尿、酸中毒、高乳酸血症等一系列全身低灌注和组织缺氧表现，但确实存在内脏灌注不足的一种综合征。显然，所谓"隐蔽"和"代偿"只是指全身而言，而内脏器官实际已蒙受损害，并有发展为全身脓毒症和器官功能衰竭的风险。因此，实现对胃肠道等内脏器官的组织氧合和酸度等方面的监测可能比全身或系统监测获得更敏感的循环资料。这个方法现已应用于临床。

（四）血乳酸测定

血浆乳酸的正常值为（1.0±0.5）mmoL/L，但在危重患者<2 mmoL/L 均可视为正常，大于此值即可诊断为"高乳酸血症"。在危重患者，虽然低灌注和缺氧是"高乳酸血症"的重要原因，但不是唯一原因，儿茶酚胺分泌增加和碱中毒也均可因促进糖酵解而增加乳酸含量。此外，肝功能下降导致乳酸摄取减少也会造成血乳酸增加。由此可见，血浆乳酸水平可受许多非循环因素的影响，单纯的"高乳酸血症"并不足以判断外周灌注不足和缺氧。但在上述情况下，乳酸水平一般不会很高，往往<5 mmoL/L，称为"中度高乳酸血症"，同时由于缓冲系统通常是正常的，一般不会伴有酸中毒。反之，如系低灌注和缺氧所致，不但乳酸水平会显著升高，而且往往伴有严重的酸中毒。

因此，"高乳酸性酸中毒"是判断外周灌注不足和缺氧的重要依据，而不仅仅是"高乳酸血症"。为进一步辨明"高乳酸血症"的原因，有学者提出同时检测血乳酸和丙酮酸盐，如两者比值增大（正常约为10∶1）则有助于组织缺氧的判断。另一方面，有时尽管在外周出现严重的缺氧和乏氧代谢，但由于该区域循环极差，而不能在整体乳酸测量中得到反映。总之，在充分肯定乳酸测量价值的同时，还必须注意其他因素的影响，以保证诊断的准确性。

二、重症监护病房护理技术

在急诊及重症监护病房内，除了应对患者的重要脏器给予支持如机械通气、肾脏替代治疗外，还需采取其他措施以保护脏器功能并防止进一步受损。这些技术主要包括：Swan-Ganz 导管与血流动力学监测、腹内压监测、颅内压监测、床旁血液净化技术、营养支持、保持皮肤完整性、心理护理和肢体康复运动。

（一）右心漂浮导管检查

肺循环压力的测定技术分为创伤性和无创伤性两类，前者主要为右心漂浮导管检查技术，后者包括超声法、胸部 X 线检查技术、肺阻抗血流图技术、磁共振成像技术、血气分析、心电图技术等。创伤性技术测定结果准确，但对患者有一定损伤，所需仪器设备较复杂，价格较昂贵，且不易多次重复随访检查；无创伤性技术临床较易施行，对患者无损伤，有的价格较便宜，可以多次重复检查，但现有的无创伤性技术其测量准确性均尚不满意。临床应根据测定目的和要求选择适当的检查方法。

右心漂浮导管检查测压又称为直接测压，是目前临床测定肺循环压力最准确的方法，也是评价各种无创伤性测压方法准确性的"金标准"。通过右心漂浮导管检查除了可获取肺循环压力参数外，尚可进行心输出量测定，并可采取混合静脉血标本以测定混合静脉血血气指标。检查前除了常规的病史询问和体格检查外，尚应特别注意以下问题：

第一，患者是否有血小板减少和凝血功能障碍，是否正在使用华法林和抗血小板药物。

第二，患者对利多卡因等局部麻醉药物是否过敏。

第三，患者是否安装了下腔静脉滤网，是否使用了人造三尖瓣或肺动脉瓣。

第四，患者是否怀孕，是否可以安全地接受 X 线透视。

第五，临床是否怀疑肺栓塞，如果怀疑则应做好在右心导管检查过程中进行肺动脉造影的准备。

第六，是否需要在右心导管检查时进行右室心肌活检。

1. 仪器设备

（1）右心漂浮导管

又称 Swan-Ganz 导管或血流引导导管。其顶端气囊充气后，即可在血流带动下由中心静脉进入右心房、右心室和肺动脉，最终可嵌顿于肺小动脉。成人一般选用 7F、110 cm 规格的导管。最简单者有两个腔（测压腔和气囊腔）。一般多选用四腔者，以便用热稀释法测定心输出量。

（2）压力传感器

将感受到的压力信号转变为电信号，是右心漂浮导管检查中最关键的仪器，其质量好坏直接影响到测定值的准确性。与其他电子仪器一样，压力传感器因受外界环境条件变化的影响其性能或多或少可发生改变，因此，必须定期应用标准物理量（如水银柱）对其进行校准，才能保证测定值准确可靠。未经校准的传感器其测定结果是不可靠的。

（3）生理记录仪

将由压力传感器输入的电信号放大处理后，显示并记录下来。为检测方便，有条件时压力信号应同时有模拟显示和数字显示。监视器应能实时显示压力曲线变化，以便术者判断导管顶端位置。平均压应为由压力曲线下面积求得者。应能同时显示心电图实时曲线，以便术中持续监测其变化，及时发现并处理心律失常。

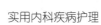

其余如穿刺针、扩张套管、三通、消毒药品、手术器械、敷料等则不赘述。

2. 检查过程

（1）仪器连接：将导管测压腔与压力传感器连接，整个管道系统内均应充满含肝素的无菌生理盐水，应特别注意彻底排除测压系统中的气泡，并确保系统密闭，否则可严重影响测量结果。调节压力传感器的零点使其位于右心房水平，卧位患者一般定为胸骨角处之腋中线水平。同时，应将心电图电极等妥善连接。

（2）体位：视病情及检测需要，患者可取卧位或坐位。

（3）穿刺点：可选择肘前静脉、锁骨下静脉、颈静脉或股静脉等处作为穿刺点。股静脉较粗大，位置亦较恒定，易于穿刺，但若检测中要求行下肢运动负荷试验，则不能选用股静脉。若需较长时间监测，因股静脉穿刺点暴露不方便，又妨碍患者翻身、大小便、下肢活动等，也不常选用。肘前静脉中多选用正中静脉或贵要静脉，它们暴露方便，亦较易穿刺，且不妨碍下肢运动；但少许患者此处静脉过细，或位置变异较大，穿刺不易成功；还须注意有的患者肘前外侧的头静脉虽较粗大，易于插入导管，但导管前行至上臂顶部后极不易弯曲进入锁骨下静脉，故一般不宜选用。锁骨下静脉临床亦常选用，穿刺时需注意进针不可太深，以免损伤肺脏，造成气胸。选用颈静脉的优点在于上、下肢均可自由活动，但应严防发生空气栓塞。近年来有专门协助静脉穿刺的超声仪，可以清晰地显示欲穿刺的静脉及其与周围组织结构的关系，并可实时显示整个穿刺过程，显著减小穿刺难度、提高穿刺成功率。

（4）常规消毒铺巾后，用套管针穿刺，插入引导钢丝后退出套管针，再沿引导钢丝插入扩张导管，拔出引导钢丝和内管后插入漂浮导管。

（5）漂浮导管腔内应先充满含肝素的液体，插入静脉后采用柔和的手法将其向前推进，到达腔静脉后将气囊充气，根据压力曲线的波形判断导管顶端的位置，将导管依次送入右心房、右心室和肺动脉，最终到达肺小动脉形成嵌顿。在此过程中依次记录腔静脉压、右心房压、右心室压和肺动脉压，病情需要时（如怀疑有心房或心室间隔缺损合并左向右分流者）尚可依次抽取不同部位的血液标本进行血氧分析。在检查过程中需要特别注意的是，当导管进入心腔后，凡是要向前推进导管时，一定要先将气囊充气，以免导管尖端损伤组织，造成心脏穿孔等严重并发症；而凡是要向后退出导管时，一定要先将气囊放气，以免充气的气囊损伤肺动脉瓣或三尖瓣。

（6）导管前端位置判断主要依靠观察压力曲线的形状来判断导管前端的位置，操作者对于各部位压力曲线的形态应十分熟悉。

（7）压力监测现有导管一般为多腔导管，具有分开的测压管和输液管管腔，可持续监

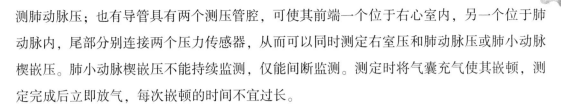

测肺动脉压；也有导管具有两个测压管腔，可使其前端一个位于右心室内，另一个位于肺动脉内，尾部分别连接两个压力传感器，从而可以同时测定右室压和肺动脉压或肺小动脉楔嵌压。肺小动脉楔嵌压不能持续监测，仅能间断监测。测定时将气囊充气使其嵌顿，测定完成后立即放气，每次嵌顿的时间不宜过长。

3. 并发症

右心漂浮导管检查一般是十分安全的，并发症较少见，有报道仅为万分之五左右。文献中报道的并发症包括三尖瓣或肺动脉瓣破裂或发生感染性心瓣膜炎、气胸（多见于经锁骨下静脉穿刺者）、肺动脉栓塞或肺梗死、肺动脉破裂出血、右心损伤、导管打结或缠绕、穿刺静脉内血栓形成、心律失常甚至心搏骤停、感染、气囊破裂、导管折断于静脉内等。术前充分了解患者情况并做好相关准备，术中细致操作，是防止或尽量减少并发症的关键。

（二）颅内压监测

1. 颅内压增高的常见病因

颅内压（ICP）的生理调节失控是产生 ICP 增高的最基本关键，临床上常见的病因有下列几种。

（1）颅内发生占位性病变，其体积超过了机体生理代偿的限度，如颅内有巨大的肿瘤。

（2）颅内病变破坏了生理调节功能，如当脑部遭到严重损伤，引起严重的功能破坏时。

（3）病变的发展过于迅速，使代偿功能来不及发挥作用，如颅内急性大出血，在短时间内就使 ICP 达到平均动脉压水平，使脑血流处于完全停止状态。

（4）病变堵塞了脑脊液（CSF）的通路，使 CSF 的颅内空间代偿不起作用。

（5）颅内原有的调节功能受到全身情况的影响而衰退，原有的脑瘤有并发症出现，如毒血症、呼吸障碍、缺氧、尿毒症、酸碱平衡失调等，使之失去平衡而趋向衰竭。

2. 颅内压增高的常见病因及监测

（1）颅内压的监测类型

常用的 ICP 测量装置主要包括两大类：液压传导测量颅内压系统和颅内直接放置传感探头测量颅内压系统。

（2）颅内压监测的方法

包括脑室内插管法、蛛网膜下隙插管法、硬脑膜下、硬脑膜外及脑组织内置入传感器测压 5 种方法。其中脑室内插管法是最精确和最可靠的颅内压监护方法，并可确保治疗性的脑室内脑脊液的外引流，降低颅内压，减轻脑水肿。脑实质内导管顶端压力传感器测定颅内压类似于脑室颅内压，但由于不能再校准，会引起明显的测量差异和漂移的可能。

①室内插管监护法

一般选择右侧侧脑室额角穿刺，将内径 1 mm 硅胶管准确地放置在侧脑室内，然后连接导管、传感器和监护仪，另外连接一条导管至脑室引流装置。传感器在使用前应注水、排气。仪器连好使用前调零，以室间孔水平为 ICU 测定参考点（零点）。将传感器放置固定在此水平。采用脑室内法，应注意预防颅内感染，按脑室引流护理常规护理。

②硬脑膜外法

系通过颅骨钻孔或在开颅手术术毕，将扣式传感器置于硬脑膜外隙贴于颅骨内板下，再连接到监护仪，ICP 同样以曲线记录，使用监护仪之前，也要调零并间断校正。

（三）人工肝脏支持术

人工肝脏是借助体外机械、化学或生物性装置暂时替代肝脏功能，从而协助治疗肝脏功能不全或相关疾病的方法。人工肝的治疗机制是基于肝细胞的强大再生能力，通过一个体外的机械、理化和生物装置，清除各种有害物质，补充必需物质，改善内环境，暂时替代衰竭肝脏的部分功能，为肝细胞再生及肝功能恢复创造条件，或等待机会进行肝移植。

人工肝支持系统分为非生物型、生物型和混合型三种。非生物型人工肝方法是在临床广泛使用并证明是确实有效的方法，包括血浆置换、血液灌流、血液滤过、血液透析、连续性血液透析滤过、分子吸附再循环系统、血浆滤过透析、血浆胆红素吸附等。生物型与混合型人工肝不仅具有解毒功能，而且还具备部分合成和代谢功能。

1. 适应证

（1）各种原因引起的肝衰竭早、中期，凝血酶原活动度控制在 20% ~ 40%，血小板 ≥ $50×10^9/L$ 者为宜；晚期肝衰竭患者也可进行治疗，但并发症多见。

（2）晚期肝病肝移植术前等待供体及肝移植术后排异反应、移植肝无功能期的患者。

2. 相对禁忌证

（1）有严重活动性出血情况、出现弥散性血管内凝血者。

（2）对治疗过程中所用药品如血浆、肝素、鱼精蛋白等高过敏者。

（3）循环功能衰竭者。

（4）心脑梗死非稳定期者。

（5）严重全身感染者。

（6）妊娠晚期。

3. 护理措施

（1）术前护理

①心理护理

由于人工肝治疗费用高，治疗前应先征求家属和患者的意见，并解释该项治疗的有效性、局限性和安全性。明白该项治疗是一种支持性疗法，以避免纠纷的产生。向患者和家属解释人工肝治疗的过程和作用机制，解除其紧张心理，并填写人工肝治疗意见同意书。

②常规护理

术前会阴部备皮；备齐术中用药，如肝素钠、利多卡因；以及患者病情需要的药物、急救用品、心电监护仪、注射器、试管和化验单。了解患者的睡眠和饮食情况，根据患者基础疾病进行饮食指导。更换患者床单位并进行消毒。

③血液净化中心准备

备好洁净房间；严格无菌操作；减少陪护人员；使用空气净化装置。检查人工肝主机和血透机功能、导管是否通畅，使用生理盐水 3000～5000 mL 预冲管道，20% 清蛋白 600 mL 事先循环 1 小时。准备就绪，连接好管道透析开始。同时备好氧气，心电监护等急救用品。

（2）术中护理

①病情观察

由于血液在体外循环，血液温度下降，患者易出现寒战，注意为患者保暖，密切观察生命体征；观察消化道症状及肝性脑病有无改善。随时监测各种数据。观察动、静脉压力、体外循环情况，及时预测和处理发生的危险。了解患者的心理需要，提供生活护理。观察患者尿量、血生化指标的变化。

②管道护理

透析过程中，应根据患者的凝血机制、体重及血液在体外的循环情况给予适当剂量肝素钠。由于患者凝血机制差，防凝剂用量要少，正确方法是随时观察血流速度，间隔 0.5～1 小时检验凝血指标，以便准确计算用量。最好使用低分子量肝素，以减少出血的危险。每隔半小时用 250 mL 无菌生理盐水冲洗血路管道，防止血液在管道中凝固，影响透析的持续进行。

③局部护理

会阴部穿刺置管处多观察，有出血时多按压，可使用沙袋，也可指导陪护人员手压避免渗血、皮下血肿形成。

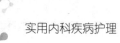

（3）术后护理

①病情观察

患者经过 6~8 小时的治疗，即刻留取血标本送检，以便与术前指标相对比。患者被送入病房后，尽可能进行心电监护，以随时观察患者的生命体征，密切注意患者的意识、乏力、尿量，以及消化道症状改善程度。第二天常规抽血检验，以观察肝脏功能的变化。

②肢体护理

术侧肢体避免弯曲超过 90°，指导患者正确活动肢体，增加舒适感。术后 24 小时内应绝对卧床休息。第 2 天可轻微活动。观察局部有无渗血、渗液、皮下血肿。观察术侧肢体皮温、色泽及血液回流情况，观察足背动脉搏动情况，按摩患者术侧下肢，促进血液循环，及早发现和避免静脉血栓的形成。

③留置管的保护

导管避免脱出、扭曲；指导患者大、小便时勿污染。保持局部干燥，每天更换包裹的纱布并消毒局部。观察管内是否有血凝现象；每天 1~2 次使用 0.4% 肝素盐水 5 mL 冲留置管道，防止因管腔被血栓堵塞。如果患者凝血机制差，可减少冲管次数和肝素用量，或使用生理盐水冲管，避免加重患者的凝血障碍。

④拔管护理

行人工肝治疗后，导管留置一定时间，如不准备为患者再次治疗，可行拔管。最好由专人拔管。拔管后穿刺处持续按压 6 小时以上，患者 24 小时绝对卧床休息，防止再出血。避免用力、剧咳等腹压增高的动作，防止血管伤口裂开，发生大出血而危及生命。密切观察局部有无血肿、渗血，保持清洁干燥直至完全愈合。

⑤饮食指导

经过人工肝治疗后，患者的食欲得到改善，食量增加，但肝脏的代谢功能并未完全恢复，过量饮食尤其是大量食入蛋白质会加重肝脏负担，甚至引发肝性脑病。所以应指导患者清淡饮食，少食多餐，易消化的半流质食物。

第四章 神经内科常见疾病护理

第一节 脑神经疾病

一、三叉神经痛

三叉神经痛是三叉神经分布区闪电式的反复发作性剧痛。可分为特发性和继发性两种。可能因三叉神经脱髓产生异位冲动或伪突触传递所致。

（一）病因及发病机制

三叉神经痛分原发性及继发性两类，后者指有明确的病因，如桥脑小脑角肿瘤、半月神经节肿瘤、鼻咽癌、蛛网膜炎、多发性硬化等造成三叉神经分布区内的疼痛，这种疼痛常为持续性，且伴有三叉神经受损的客观体征，如角膜反射消失、面部痛觉减退等。以往认为，原发性三叉神经痛无明显病因，但随着三叉神经显微血管减压术的开展，人们逐渐认识到三叉神经痛的病因是由于邻近血管压迫了三叉神经根所致，导致神经纤维相互挤压，逐渐发生脱髓鞘改变，引起邻近纤维之间发生短路，使轻微刺激即可形成一系列冲动，通过短路传入中枢，引起剧痛，这种疼痛持续时间短暂，但反复发作，无任何阳性神经体征。

（二）临床表现

1. 多见于老年人，多于 50 岁以上起病，女性多于男性，女性是男性的 2~3 倍，疼痛局限于三叉神经一个或两个分支分布区，第 2、3 支最常见，多为单侧性，极少三支同时受累。表现为历时短暂的电击样、刀割样或撕裂样剧痛，每次常持续数秒，突发突止，通常无预兆，间歇期完全正常。疼痛以面颊、上下颌及舌部最明显。轻触鼻翼、颊部和舌可以诱发，这些点称为扳机点。通常洗脸、刷牙易诱发第 2 支疼痛，咀嚼、哈欠和讲话诱发第 3 支发作，以致患者不敢洗脸、进食，表现面色憔悴和情绪低落。

2. 严重病例伴有面部肌肉反射性抽搐，口角牵向患侧，称为痛性抽搐。同时可伴有面红、结膜充血、流泪和皮温高等。严重者可以昼夜发作，失眠或睡后易醒。

3. 病程可呈周期性，每次发作期为数日、数周或数月，缓解期数日或数年。病程越长，发作愈频繁病情愈严重，一般不会自愈。神经系统检查通常无阳性体征。

（三）护理要点

1. 常规护理

（1）一般护理保持室内光线柔和，周围环境安静、清洁、整齐和安全，避免患者因周围环境刺激而产生焦虑，加重疼痛。

（2）饮食护理饮食宜清淡，保证机体营养，避免粗糙、干硬、辛辣食物，严重者予以流质饮食。

（3）心理护理由于本病为突然发作的、反复的、阵发性剧痛，易出现精神抑郁和情绪低落等表现，护士应根据患者不同的心理给予疏导和支持，帮助患者树立战胜疾病的信心，积极配合治疗。

2. 专科护理

（1）症状护理

观察患者疼痛的部位、性质，与患者进行交谈，帮助患者了解疼痛的原因与诱因；与患者讨论减轻疼痛的方法，如精神放松，听轻音乐，指导性想象，让患者回忆一些有趣的事情等，使其分散注意力，以减轻疼痛。

（2）药物治疗护理

注意观察药物的疗效与不良反应，发现异常情况及时报告医师处理。原发性三叉神经痛首选卡马西平药物治疗，其不良反应为头晕、嗜睡、口干、恶心、皮疹、再生障碍性贫血、肝功能损害、智力和体力衰弱等，护理者必须注意观察，每1~2个月复查肝功能和血常规。偶有皮疹、肝功能损害和白细胞减少，需停药。也可按医师建议单独或联合使用苯妥英钠、氯硝西泮、巴氯芬片、野木瓜等治疗。

（3）经皮选择性半月神经节射频电凝术术后并发症的护理

术后观察患者的恶心、呕吐反应，随时处理污物，遵医嘱补液补钾；术后询问患者有无局部皮肤感觉减退，观察其是否有同侧角膜反射迟钝、咀嚼无力、面部异样不适等感觉，并注意给患者进软食，洗脸水温要适宜；如有术中穿刺方向偏内、偏深误伤视神经引起视力减退、复视等并发症，应积极遵医嘱给予治疗，并防止患者活动摔伤、碰伤。

3. 健康指导

（1）注意药物疗效与不良反应，在医师指导下减量或更改药物。

（2）服用卡马西平期间应每周检查血常规，每月检查肝、肾功能，有异常及时就医。

（3）积极锻炼身体，增加机体免疫力。

（4）指导患者生活有规律，合理休息、娱乐；鼓励患者运用指导式想象、听音乐、阅读报刊等分散注意力，消除紧张情绪。

（5）指导患者避免面颊、上下颌、舌部、口角、鼻翼等局部刺激，进食易消化、流质饮食，咀嚼时使用健侧；洗脸水温度适宜，不宜过冷过热。

二、特发性面神经麻痹

特发性面神经麻痹又称面神经炎、BeLL 麻痹，是指茎乳孔以上面神经管内段面神经的一种急性非化脓性炎症。冬春季节好发。任何年龄均可发病，以 20~40 岁最为多见，男性略多，绝大多数为一侧性。

（一）病因及发病机制

面神经从桥脑发出后，经面神经管，最后由茎乳孔出颅腔，分布于面部表情肌。面神经是运动、感觉及自主神经纤维组成的混合神经。其运动神经司面部的表情运动，其感觉神经司前 2/3 的味觉，其副交感神经纤维司泪腺、颌下腺和舌下腺的分泌。

面神经炎发病的外在原因尚未明了。有人推测可能因面部受冷风吹袭，面神经的营养微血管痉挛，引起局部组织缺血、缺氧所致。也有的认为与病毒感染有关，但一直未分离出病毒。近年来也有认为可能是一种免疫反应。膝状神经节综合征则系带状疱疹病毒感染，使膝状神经节及面神经发生炎症所致。

（二）临床表现

1. 通常急性起病，发病前可伴麻痹侧乳突区、耳内、耳后或下颌角疼痛。患者往往是清晨起床时发现闭目不全、口角歪斜，症状可于数小时或 1~3 日内达到高峰。

2. 面部表情肌瘫痪，可见额纹消失，不能皱额蹙眉，眼裂变大，不能闭合或闭合不全；闭眼时眼球向上外方转动，显露白色巩膜，称为 BeLL 征；鼻唇沟变浅，口角下垂，示齿时口角偏向健侧；口轮匝肌瘫痪使鼓腮和吹口哨漏气；颊肌瘫痪可使食物滞留于患侧齿颊之间，并常有口水自该侧淌下。多为单侧性，双侧多见于 GuiLLain-Barre 综合征。泪点随下睑外翻而泪液外溢。

3. 不同部位的面神经损害可出现不同的临床症状。鼓索以上的面神经病出现同侧舌前 2/3 味觉丧失；发出镫骨肌支以上受损时出现同侧舌前 2/3 味觉丧失和听觉过敏；膝状神经节病变除有周围性面瘫、舌前 2/3 味觉障碍和听觉过敏外，还可以有患侧乳突部疼痛、耳郭和外耳道感觉减退、外耳道或鼓膜疱疹，称 Hunt 综合征，是带状疱疹病毒感染所致。

4. 通常在起病后 2 周进入恢复期。

（三）护理要点

1. 常规护理

（1）一般护理

急性期注意休息，防风、防受寒，特别是患侧茎乳孔周围应加以保护，如出门穿风衣或系围巾等，避免诱因。

（2）饮食护理

饮食宜清淡，保证机体营养，避免粗糙、干硬、辛辣食物，严重者予以流质饮食；有味觉障碍的患者，应注意食物的冷热程度，防烫、冻伤口腔黏膜。

（3）心理护理

患者因口角㖞斜而难为情，心理负担加重，护士应解释病情的过程、治疗和预后，开导患者积极配合治疗，使患者树立战胜疾病的信心。

2. 专科护理

（1）症状护理

①对因不能闭眼而角膜长期暴露的患者，应以眼罩加以防护，局部涂以眼膏，滴眼药水，以防感染。

②口腔麻痹侧食物残存时应漱口或行口腔护理，及时清除，保持口腔清洁，预防口腔感染。

③应尽早加强面肌的主动和被动运动，可教患者对着镜子做皱眉、举额、闭眼、露齿、鼓腮和吹口哨等动作，每日数次，每次 5~15 分钟，并辅以面部肌肉按摩。

（2）治疗护理

①急性期给茎乳孔附近特定核磁波（TDP）治疗仪照射：照射时患者应戴上有色眼镜或眼罩保护眼，以免发生眼球干涩现象，照射距离以 20~30 cm 为宜，以防灼伤。

②热疗：指导患者耳后部及病侧面部行温毛巾热敷，热敷时谨防烫伤。

③面部按摩：用手紧贴于瘫痪侧肌上做环形按摩，每日 3 次，每次 10~15 min，以促进血液循环，消除面部水肿，增加面部肌肉群的弹性恢复。

④中医治疗：发病 7d 之内是面神经缺血水肿期，也是面神经炎的急性发病期，尽早进行针灸治疗，有利于减轻水肿、促进恢复。

（3）康复训练尽早行面肌的主动与被动训练，当神经功能开始恢复后，指导患者练习瘫侧面肌的随意运动，如抬额、皱眉、闭眼、吹口哨、鼓腮、示牙、耸鼻、努嘴等动作，促进患者早日康复。

3. 健康指导

（1）应用激素治疗，常用泼尼松片口服或地塞米松静脉滴注，向患者介绍使用激素治疗的目的是改善血循环、使局部炎症及水肿消退，短时期使用激素，不良反应产生的机会很少，消除患者不愿意服用激素的顾虑。

（2）应用营养神经的药物，维生素 B_1、维生素 B_{12} 大剂量肌内注射时，由于维生素注射时感觉疼痛明显，可将两者抽吸在一个注射器内做肌内深部注射。

（3）恢复期，告之患者需继续遵医嘱服药。

（4）告知患者及早进行面肌锻炼是减少并发症及后遗症的关键，指导患者自我按摩，促进面部功能恢复。

（5）对于未完全治愈者，每 1～2 个月门诊或电话随访 1 次，检查口眼闭合情况。

（6）告知患者注意休息，不可过度劳累，外出时须戴口罩、眼镜，避免患侧面部直接吹风。

（7）增强体质，避免冷风刺激，勿用冷水洗脸，不要夜间开窗睡觉，防止再度受凉。

三、面肌痉挛

面肌痉挛为高反应性功能障碍综合征的一种，为第Ⅶ对脑神经支配的一侧面部肌肉不随意的阵发性抽搐。一般先由眼轮匝肌开始，逐渐扩散影响面部表情肌和口轮匝肌，又称面肌抽搐或半侧颜面痉挛。此病不危及患者生命，但影响患者的生活及社交活动，给患者造成心理负担，并以此为诱因引起患者自主神经功能紊乱。

（一）病因及发病机制

1. 血管因素

目前已知有 80%～90% 的面肌痉挛是由于面神经出脑干区存在血管压迫所致。临床资料表明在导致面肌痉挛的血管因素中，以小脑前下动脉及小脑后下动脉为主，而小脑上动脉次之。这是因为小脑上动脉起自于基底动脉与大脑后动脉交界处，位置较高，走行最为恒定。而小脑后下动脉和小脑前下动脉则相对变异较大，因而容易形成血管襻或异位压迫到面神经。另外迷路上动脉及其他变异的大动脉如椎动脉、基底动脉亦可能对面神经形成压迫而导致面肌痉挛。以往认为面肌痉挛是由于动脉的搏动性压迫所致，近几年的研究表明单一静脉血管压迫面神经时亦可导致面肌痉挛。且上述血管可两者或多者对面神经形成联合压迫。

2. 非血管因素

桥脑小脑角的非血管占位性病变如肉芽肿、肿瘤和囊肿等因素亦可产生面肌痉挛。其原因可能是由于：

（1）占位导致正常血管的移位。

（2）占位对面神经的直接压迫。

（3）占位本身异常血管的影响如动静脉畸形、脑膜瘤、动脉瘤等。

另外后颅窝的一些占位性病变也可导致面肌痉挛。如罕见的中间神经的施万细胞瘤压迫面神经导致的面肌痉挛。在年轻患者中局部的蛛网膜增厚可能是引起面肌痉挛的主要原因之一。

（二）临床表现

该病女性多见，尤以 40 岁以后发病明显增多。初发病者多为一侧眼轮匝肌不自主抽搐、阵发性，随着病情进展，抽搐波及同侧面部其他肌肉，其中口角抽搐最为显著，严重者可累及同侧颈阔肌。

1. 抽搐的特点：阵发性、快速及不规律性，程度轻重不等。

2. 持续时间：一般开始发病时抽搐仅持续数秒钟，以后达数分钟或更长时间，间歇期变短、抽搐加重。

3. 严重者可呈面肌强直性抽搐，不能睁眼，口角歪向同侧，导致说话困难。

4. 该病患者常因紧张、过度劳累、面部过度运动使抽搐加剧，但不能自己控制抽搐发作，睡眠后症状消失。

5. 多为单侧发病，部分患者伴有面部疼痛或诉头晕、耳鸣、有的患者由于长期面肌痉挛出现同侧面肌肌力减弱，晚期患者可伴同侧面瘫。

（三）护理要点

1. 心理护理

面肌痉挛患者由于长期不自主的面容常影响人际交往，给患者带来巨大的痛苦和心理压力。加上病程迁延，反复接受针灸、药物治疗，对手术治疗及术后效果缺少必要的了解。因此，我们应耐心、热情解答患者所提出的问题，详细解释手术目的、方法、效果及术后注意事项，解除患者的心理疑虑，增强对手术治疗的信心，正确认识和接受手术。

2. 术前常规准备

（1）协助完成相关术前检查。

（2）术前8小时禁食水。

（3）术前一天清洗头发，术晨2小时局部备皮，局部备皮范围可用示指、中指、无名指三指之宽在耳后上方、后方划出。长发者应将余下的头发梳成小辫，扎在远离术野处。

（4）手术前一天行抗生素皮试，术晨遵医嘱带入术中用药，术前30分钟预防性使用抗菌药物。

（5）术晨更换清洁病员服。

（6）术晨与手术室人员进行患者、药物核对后，送入手术室。

（7）麻醉后置尿管。

3. 术后护理措施

（1）全麻术后护理常规

了解麻醉和手术方式、术中情况、切口和引流情况，持续低流量吸氧，持续心电监护，床档保护防坠床。

（2）各管道观察及护理

①输液管保持通畅，留置针妥善固定，注意观察穿刺部位皮肤。②尿管，拔管后注意关注患者自行排尿情况。③面肌痉挛微血管减压手术后一般均不需安置创腔引流管。

（3）疼痛护理

评估患者疼痛情况，警惕颅内高压的发生，遵医嘱给予脱水剂或激素，提供安静舒适的环境。

（4）基础护理

做好口腔护理、尿管护理、定时翻身、患者清洁等工作。

（5）抗生素使用

按照《抗菌药物临床应用指导原则》选择用药。

（6）体位与活动

全麻清醒前去枕平卧位6小时，头偏向一侧；全麻清醒后手术当日睡枕，可适当抬高床头10°侧卧位；术后第1~2日抬高床头15°~30°侧卧位，以利静脉回流减轻脑水肿；术后第2~6日指导患者适当下床活动（无创腔引流管），活动能力应当根据患者个体化情况，循序渐进，对于年老或体弱的患者，应当相应推后活动进度。

4. 饮食护理

术后4~6小时禁食；术后6~10小时流质饮食；术后第2天半流质或软食；术后第3

天普食，进食高蛋白、高维生素、易消化食物，忌辛辣、刺激性食物。

5. 健康指导

（1）饮食宜营养丰富、容易消化，多吃新鲜蔬菜水果，预防便秘，忌刺激性食物，忌烟酒、浓茶、咖啡、无鳞鱼。

（2）活动不要过于劳累。

（3）服药遵医嘱定时服用卡马西平等药物。

（4）心理护理保持良好的心态。

（5）改变生活习惯勿抽烟、喝酒、剔牙，改变咀嚼习惯，避免单侧咀嚼导致颞下颌关节功能紊乱。

（6）复查术后定期门诊随访，术后每3个月复查1次，半年后每半年复查1次，至少复查2年。由于手术仅仅解除了血管对面神经根部的压迫，而面神经功能需要一定时间才能修复正常，面肌痉挛一般在6个月内才能完全停止，故术后应定时服药、定期复查。

第二节　脊神经疾病

一、多发性神经病

多发性神经病也称末梢神经炎，是肢体远端的多发性神经损害，主要表现为肢体远端感觉、运动和自主神经障碍。本病主要病理改变是轴索变性和节段性脱髓鞘，周围神经远端明显。轴索变性由远端向近端发展，表现为多发性神经病。

（一）病因及发病机制

药物、农药、重金属中毒、营养缺乏、代谢性疾病及慢性炎症性病变均能引起本病。如糖尿病，应用异烟肼、呋喃类、痢特灵及抗癌药，重金属或化学药品中毒，恶性肿瘤，慢性酒精中毒、慢性胃肠道疾病及胃肠大部切除术后，麻风、尿毒症、白喉、血卟啉病等。部分病因不清。

（二）临床表现

1. 各种感觉缺失呈手套袜子形分布，可见感觉异常、感觉过度和疼痛等刺激症状。

2. 肢体远端下运动神经元瘫痪，严重病例伴肌萎缩和肌束震颤，四肢腱反射减弱或消失，踝反射明显。下肢胫前肌、腓骨肌，上肢骨间肌、蚓状肌和鱼际肌萎缩明显，手、

足下垂和跨越步态，晚期肌肉挛缩出现畸形。

3. 自主神经功能障碍包括直立性低血压、肢冷、多汗或无汗、指（趾）甲松脆、皮肤菲薄、干燥或脱屑、竖毛障碍，传入神经病变导致无张力性膀胱、阳痿和腹泻等。

（三）护理要点

1. 常规护理

（1）一般护理

急性期应卧床休息，特别是维生素 B_1 缺乏和白喉性多发性神经病等累及心肌者；重症患者有肢体瘫痪时，应保持肢体功能位置。

（2）饮食护理

给予高热量、高维生素、清淡易消化的饮食，多吃新鲜水果、蔬菜，补充足够的 B 族维生素；对于营养缺乏者要保证各种营养物质的充分和均衡供给；对于烟酒嗜好尤其是长期酗酒、大量吸烟者要规劝其戒酒、戒烟。

（3）生活护理

评估患者的生活自理能力，对于肢体麻木、乏力、行走不稳及急性起病需卧床休息的患者，应给予进食、穿衣、洗漱、尿便及个人卫生等生活上的照顾，满足患者生活需求；做好口腔护理、皮肤护理，协助翻身，以促进睡眠、增进舒适、预防压疮等并发症；尤其对于多汗或皮肤干燥、脱屑等自主神经障碍者要勤换衣服、被褥，保持床位整洁，减少机械性刺激，督促患者勤洗澡或协助床上擦浴，指导涂抹防裂油膏。

（4）心理护理

护士应多与患者交谈，及时了解患者的想法，解释疾病的病因、进展及预后，减轻心理负担，使患者懂得肢体功能锻炼的重要性而主动配合治疗。

2. 专科护理

（1）症状护理

①对有感觉障碍的患者，应注意勿让患者烫伤和冻伤，禁用热水袋。加强皮肤护理，每日用温水泡手、泡脚，并辅助局部按摩，刺激和促进患者对感觉的恢复。

②对有手、足运动障碍的患者，护士既应给予日常生活协助，又要鼓励和督促患者做一些力所能及的事情，并指导手、足功能的锻炼；四肢瘫痪者应定时翻身，维持肢体功能位置，有手足下垂者用夹板和支架以防瘫痪肢体的挛缩和畸形。

③对多汗的患者，应及时更换衣服、床单，保持床单平整、无屑，注意水、电解质平衡。

（2）用药护理

指导患者正确服药和学会观察药物不良反应。如病情要继续使用异烟肼者，应配以较大剂量维生素 B_6，以防因维生素 B_6 缺乏而出现周围神经炎、眩晕、失眠、惊厥等中枢神经反应；砷中毒用二巯丙醇（BAL）时应深部肌内注射，防止局部硬结形成。铅中毒用二巯丁二钠静脉滴注时可产生神经系统不良反应，应注意观察及时报告医师。

（3）康复护理

指导患者进行肢体的主动和被动运动，并辅以针灸、理疗、按摩，防止肌肉萎缩和关节挛缩，促进知觉恢复；鼓励患者在能够承受的活动范围内坚持日常生活锻炼，并为其提供宽敞的活动环境和必要的辅助设施。

3. 健康指导

（1）疾病预防指导

生活有规律；合理饮食、均衡营养、戒烟限酒，尤其是怀疑慢性酒精中毒者应戒酒；预防感冒；避免药物和食物中毒；保持平衡心态；积极治疗原发病。

（2）疾病知识指导

告知患者及家属疾病相关知识与自我护理方法，帮助患者分析寻找病因和不利于恢复的因素，每天坚持适度的运动和肢体功能锻炼，防止跌倒、坠床、外伤、烫伤和肢体挛缩畸形；每晚睡前用温水泡脚，以促进血液循环和感觉恢复，增进睡眠；糖尿病周围神经病者应特别注意保护足部，预防糖尿病足；有直立性低血压者起坐、站立时动作要慢，注意做好安全防护；定期门诊复查，当感觉和运动障碍症状加重或出现外伤、感染、尿潴留或尿失禁时立即就诊。

二、急性炎症性脱髓鞘性多发性神经病

急性炎症性脱髓鞘性多发性神经病又称吉兰——巴雷综合征，又称急性感染性变态反应性多发性神经病，又称 GuiLLain-Barre 综合征。是迅速进展而大多数可恢复的四肢对称性迟缓性瘫痪，可侵犯脑神经及呼吸肌，脑脊液常有蛋白——细胞分离现象。主要病变是周围神经广泛的炎性脱髓鞘。是可能与感染有关和免疫机制参与的急性（或亚急性）特发性多发性神经病。

（一）病因及发病机制

确切病因不清，可能与巨噬细胞病毒、呼吸道细胞病毒、肝炎病毒以及空肠弯曲杆菌感染等有关。一般认为是多种原因所致的迟发性过敏性自身免疫性疾病。病变主要在脊神经前根、周围神经丛和近端神经干，也可累及后根、自主神经节及远端神经。病理改变主要是血管周围出现炎性细胞浸润,大多为淋巴细胞和巨噬细胞,这些细胞瓦解健康细胞、吞噬髓鞘而引起节段性脱髓鞘。在我国华北地区部分患者伴有轴索变性。

(二)临床表现

1. 多数患者

病前1~4周可追溯有胃肠道或呼吸道感染症状以及疫苗接种史。急性或亚急性起病,出现肢体对称性迟缓性瘫痪,通常自双下肢开始,近端常较远端明显,多于数日至2周达到高峰。病情危重者在1~2日内迅速加重,出现四肢完全性瘫痪、呼吸肌和吞咽肌麻痹,危及生命。如对称性瘫痪在数日内自下肢至上肢并累及脑神经,称为Landry上升性麻痹。腱反射减低或消失,发生轴索变性可见肌萎缩。

2. 感觉

主诉通常不如运动症状明显,但较常见,感觉异常如烧灼、麻木、刺痛和不适感等,可先于瘫痪或同时出现,约30%的患者有肌肉痛。感觉缺失较少见,呈手套、袜子形分布,震动觉和关节运动觉不受累。少数病例出现Kernig征、Lasegue征等神经根刺激征。

3. 少数患者

出现脑神经麻痹,可为首发症状,常见双侧面神经瘫,其次为延髓麻痹(球麻痹),数日内必然会出现肢体瘫痪。

4. 自主神经功能紊乱

症状较明显,如窦性心动过速、心律失常、直立性低血压、高血压、出汗增多、皮肤潮红、手足肿胀及营养障碍、肺功能受损、暂时性尿潴留、麻痹性肠梗阻等。

(三)护理要点

1. 常规护理

(1)一般护理

急性期卧床休息,让患者处于舒适卧位;密切观察神志、瞳孔、呼吸、血压变化及肌力情况等,鼓励患者多咳嗽和深呼吸;有呼吸困难者应抬高床头;肢体瘫痪时应维持肢体的功能位置,相应部位辅以软枕支持;慢性起病或恢复期的患者可适当运动,并在医护人员指导下进行肢体功能康复训练。

(2)饮食护理

指导进食高蛋白、高维生素、高热量且易消化的软食,多食水果、蔬菜,补充足够的水分。吞咽困难和气管切开、呼吸机辅助呼吸者应及时插胃管，给予鼻饲流质，以保证机体足够的营养供给，维持水、电解质平衡。留置胃管的患者强调在进食时到进食后 30 分钟应抬高床头，防止食物反流引起窒息和吸入性肺炎。

（3）心理护理

本病发病急，病情进展快，恢复期较长，患者常产生焦虑、恐惧、失望心理，情绪低落，对疾病的康复很不利。护士应向患者解释疾病的发展过程及预后，及时了解患者的心理状况，主动关心患者，不怕麻烦，使患者解除心理负担，懂得早期肢体锻炼的重要性，积极配合治疗和主动功能锻炼；对气管切开的患者，可帮助其采用身体语言或书写的方式表达个人感受和想法。

2. 专科护理

（1）症状护理

①对肢体活动障碍的患者应说明早期肢体锻炼的重要性，保持肢体的轻度伸展，帮助患者被动运动，防止肌挛缩，维持肢体正常运动功能及正常功能位置，防止足下垂，必要时用"T"字形木板固定双足，可穿弹力长袜预防深静脉血栓形成及并发肺栓塞。

②对有感觉障碍的患者应注意保护皮肤勿被烫伤、冻伤及擦破，定时翻身，每小时 1 次，加用按摩气垫床，防止发生压疮。

③对不能吞咽的患者应尽早鼻饲，进食时和进食后 30 分钟取坐位，以免误入气管引起窒息或吸入性肺炎。

④对多汗的患者要勤换衣服、被褥，以防因受凉而加重病情。

（2）预防并发症

重症患者因为瘫痪、气管切开和机械通气，往往卧床时间较长，机体抵抗力低下，除容易发生肺部感染、压疮、营养失调外，还可导致下肢静脉血栓形成、肢体挛缩和肌肉失用性萎缩、便秘、尿潴留等并发症。护士应指导和协助患者翻身、拍背、活动肢体、按摩腹部，必要时穿弹力长袜、灌肠、导尿等。

（3）用药护理

应教会患者遵医嘱正确服药，告知药物的作用、不良反应、使用时间、方法及注意事项；告知激素治疗可致骨质疏松、电解质紊乱和消化系统并发症等不良反应，应注意观察有无低钾、低钙等，及时预防和处理。

3. 健康指导

（1）疾病知识指导

指导患者及家属了解本病的病因、进展、常见并发症及预后；保持情绪稳定和健康心

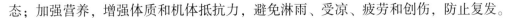

态；加强营养，增强体质和机体抵抗力，避免淋雨、受凉、疲劳和创伤，防止复发。

（2）康复指导

加强肢体功能锻炼和日常生活活动训练，减少并发症，促进康复。肢体被动和主动运动均应保持关节的最大活动度；运动锻炼过程中应有家人陪同，防止跌倒、受伤。本病患者恢复过程长，需要数周或数月，家属应理解和关心患者，督促患者坚持运动锻炼。

（3）病情监测指导

告知消化道出血、营养失调、压疮、下肢静脉血栓形成的表现及预防窒息的方法，当患者出现胃部不适、腹痛、柏油样便，肢体肿胀疼痛，以及咳嗽、咳痰、发热、外伤等情况时立即就诊。

第三节　中枢神经系统脱髓鞘疾病

一、多发性硬化

多发性硬化是一种以中枢神经系统白质脱髓鞘病变为特点的自身免疫性疾病。临床表现为反复发作的神经功能障碍，多次缓解复发，病情每况愈下。病变可累及脑白质、脊髓、脑干、小脑、视神经、视交叉。

（一）病因及发病机制

多发性硬化系脱髓鞘疾病，病因和发病机制尚未完全了解。大量资料说明可能与免疫功能紊乱、病毒感染或遗传易感性及环境因素等有关。一般认为可能的机制是患者早期患过某种病毒感染而致自身抗原改变，另外有的病毒具有与中枢神经髓鞘十分近似的抗原，这两者都可导致免疫识别错误而诱发自身免疫机制。

（二）临床表现

本病多发生于20~40岁，以急性或亚急性起病。病程长短不一，缓解和复发为本病的重要特征，另一部分患者症状呈持续性加重或阶梯样加重而无明显缓解过程。MS患者的体征多于症状是其重要的临床表现。按病变部位一般分为以下三型。

1. 脊髓型

病变主要损及侧束和后束，由于病灶从脊髓中心向周围扩散，早期不累及脊髓视丘侧束及后根（髓内病灶），故无疼痛的主诉，亦无束带感的主诉。当单个大的斑块或多个斑块融合时，可损及脊髓一侧或某一节段，则可出现半横贯性脊髓损害表现。患者常先诉背痛，继之下肢中枢性瘫痪，损害水平以下的深、浅感觉障碍，尿潴留和阳痿等。在颈髓后束损害时，患者过度前屈颈部时出现异常针刺样疼痛，是为 Lhermitte 征。还可有自发性短暂由某一局部向一侧或双侧躯干及肢体扩散的强直性痉挛和疼痛发作，称为强直性疼痛性痉挛发作。累及脊髓后索时，患者多出现双腿感觉丧失，脚像踩在棉花上没跟，有的像踩在玻璃碴上，刺疼难忍。也可有下肢力弱、痉挛和大小便排出障碍，约有 50% 的女性、80% 的男性出现性功能障碍。神经检查确定节段后，磁共振往往可以发现病灶。

2. 视神经脊髓型

又称视神经脊髓炎、Devic 病。近来因其病理改变与多发性硬化相同，而被视为它的一种临床类型。病变主要累及视神经、视交叉和脊髓（颈段与胸段）。本型可以视神经、视交叉损害为首发症状，亦可以脊髓损害为首发症状，两者可相距数月甚至数年。两者同时损害者亦可见。起病可急可缓，视神经损害者表现为眼球运动时疼痛，视力减退或全盲，视神经盘正常或苍白，常为双眼损害。视交叉病变主要为视野缺损。视盘炎者除视力减退外，还有明显的视盘水肿。脊髓损害表现同脊髓型。

3. 脑干小脑型

脑干症状表现为眩晕、复视、眼球震颤、核间性眼肌麻痹、构音不清、假性延髓麻痹或延髓麻痹、交叉性瘫痪或偏瘫。其中眼球震颤及核间性眼肌麻痹是高度提示 MS 的两个重要体征。小脑症状表现可出现步态紊乱，走路时摇摇晃晃，蹒跚如醉酒样。患者手有细颤，取东西时，尤其是细小东西，或做精细动作显得笨拙。

（三）护理要点

1. 常规护理

（1）生活护理

给予患者功能位，并根据患者感觉缺失的部位和程度，定时给予翻身，并注意肢体的保暖。每日用温水擦洗感觉障碍的身体部位。注意患者肢体保暖但慎用暖水袋。

（2）安全护理

①应向患者介绍入院环境并将患者安排在离护士站较近且安静的病房，并把餐具、水、呼叫器、便器放在患者的视力范围内。

②如患者有精神症状应给予必要的约束或由家人/护理员 24 小时陪护。

③给视力下降、视物模糊的患者提供适当的照明。

④床单位使用气垫床和带棉套的床围挡，防止压疮及患者坠床。保持床位清洁、平

整、干燥、无尘渣，防止感觉障碍的部位受损。

（3）皮肤护理

由于患者卧床时间较长，又因膀胱功能障碍，皮肤护理非常重要。保持床位清洁、平整、干燥、无尘渣，防止感觉障碍的部位受损。男性尿失禁患者可使用假性导尿，必要时给予留置导尿。留置导尿患者应每日进行会阴冲洗 1 次，每 4 小时进行尿管开放 1 次，以训练膀胱功能。如出现尿疹或湿疹应立即请皮肤科会诊，随时给予药物针对性治疗。

（4）饮食护理

①给予高蛋白、低脂、低糖、富含多种维生素、易消化、易吸收的清淡食物，并维持足够的液体摄入（每日大约 2500 mL），以保持体内充足的水分，使机体更好地消化和利用营养素。

②蛋白质在 3 餐食物中分配比例是：早餐占总热能的 30%，午餐占 45%～50%，晚餐占 20%～25%。

③饮食中应含有足量的纤维素。纤维素有亲水性，能吸收水分，使食物残渣膨胀并形成润滑凝胶，在肠内易推进，并能刺激肠蠕动，有利于激发便意和排便反射，预防便秘的发生或减轻便秘的症状。

（5）情感障碍的护理

有病理性情绪高涨或易激惹、易激动的患者应避免自伤或伤人行为，对其行为适当给予限制，采取隔离或保护，减少环境中的刺激因素，必要时可遵医嘱用药；教育患者家属及其看护者，使他们知道患者的行为是一种病理状态，以获得更多的社会支持；护理抑郁患者时需要耐心，应多给予肯定和鼓励，多陪伴患者，鼓励参加活动，多听收音机，创造良好的治疗环境，加强护患之间的交流，达到有效的沟通。

（6）心理护理

应加强与患者的沟通，取得患者信赖，鼓励患者说出自己紧张、焦虑的原因，如疾病反复或迁延不愈等原因。满足患者的合理要求，医护人员主动帮助或协助照顾好患者。给患者讲解疾病知识，让年轻患者逐渐能够承受，并与家属做好沟通，尽可能让家属多做患者的心理工作。积极让患者参与制订护理计划，并鼓励患者自理。

2. 专科护理

（1）视力障碍的护理

指导复视、视力减退和偏盲的患者使用适当的工具弥补视觉损害，向患者详细介绍住院的环境，并指导患者熟悉环境，介绍主管的医师、护士，解释呼叫系统并评估患者运用的能力。将日常用物放于患者易于取放的地方，同时应去除一些危险物品如开水瓶、绳、刀等工具，有条件的医院可将患者安置在可水平升降的床位，夜间保持床在最低水平并支起护栏防护，在实施整体护理过程中，根据患者的受教育情况，建议患者使用放大镜读报，或大字地阅读材料和书，或听收音机。

（2）留置尿管的护理

若确定患者必须留置尿管，说明患者的膀胱功能差，这时应选择大小与形态合适的尿管，按无菌操作原则留置导尿管并更换引流袋。一般使用气囊导尿管，其气囊（滞留球）内注入 10~20 mL（<30 mL）的液体或气体，以防止尿管脱出；每日进行尿道口清洁、消毒，鼓励患者多饮水，2000~3000 mL/d；指导患者及家属排尿和膀胱功能训练的方法；告知患者尿路感染的有关症状和体征，如尿频、尿急、尿痛、尿液混浊且有异味等，避免接头的反复打开，防止尿液向膀胱反流。

（3）便秘的护理

指导患者多饮开水，告知摄入充足的水分能达到软化粪便、刺激排便的目的；指导摄取足量的食物纤维，以促进肠蠕动；指导下腹部的轻柔按摩、穴位按压，养成定时排便的习惯或帮助患者采用半蹲姿势，借助腹肌的动力作用排便等；严重便秘，粪块成硬结时可行保留灌肠，如注入温矿物油，滞留 20~30 分钟后戴上润滑的手套，捣碎并弄出粪块。平时还可指导患者应用缓泻剂、使用栓剂等手段协助通便。注意告诉患者排便时间不能太长，勿过分用力。

（4）促皮质素及糖皮质激素的药物护理

这是治疗 MS 的主要药物，它们具有抗炎和免疫调节作用，能控制急性病程和复发。因在急性期大剂量短程冲击疗法时可引起心律失常，应备好心电监护仪、除颤器的器械，必要时在监护下进行；因易出现如钠潴留、低钾、低钙等电解质和体液紊乱，应加强对血钾、血钠、血钙的监测及补钾的重要性认识，护士应了解静脉补钾的浓度，指导患者如何观察尿量，学会记录；由于口服 10% 氯化钾口感差，大多数患者拒绝口服或不能坚持，护士应加强与主管医师、患者及其家属的沟通，反复强调补钾的重要性，教会患者快速饮入或稀释后加糖的方法，改善口感，坚持服钾；此外该药还可能出现皮肤、胃肠道及骨骼肌系统的症状，应注意观察并记录。

（5）干扰素的药物护理

干扰素具有较强的抗病毒作用，可增加患者免疫细胞的抑制功能，多用于控制复发和进行型的 MS 患者。常见不良反应为皮下注射后流感样症状，可持续 1~2 日；注射局部可出现红肿、触痛，偶尔可引起白细胞减少、肝功能损害等。

（6）知觉训练

用砂纸、丝绸刺激触觉；用冷水、温水刺激温度觉；用针尖刺激痛觉。

（7）功能锻炼

经常给患者做肢体按摩和肢体被动活动。为患者讲解活动的重要性，定时更换体位，操作时动作要轻柔。鼓励患者进行自主功能锻炼，帮助患者进行被动肢体活动，并保持关节功能位。恢复期鼓励患者并协助做渐进性活动：协助患者在床上慢慢坐起，坐在床边摆动腿数分钟，下床时有人搀扶或使用助行器。

3. 健康指导

（1）疾病知识指导

①告诉患者及家属 MS 容易在疲劳、感染、感冒、体温升高及手术创伤后复发，应注意避免。

②急性复发期最常见症状为疲劳，应保证足够的卧床休息，避免各种增加疲劳的因素；缓解期注意生活有规律，坚持适当的运动锻炼，劳逸结合，防止过劳。

③避免使体温升高的因素，如勿使用热敷，沐浴时水温不宜太高。

④一般认为女性分娩后 3 个月左右容易复发，故女性患者在首次发作后 2 年内应避孕。

（2）预防并发症

督促患者落实各项治疗护理措施，如吞咽障碍的患者应给予软食或糊状食物，预防误吸和窒息；视力障碍和平衡障碍的患者防止受伤；尿失禁的患者应注意外阴部清洁、干燥，勤换洗，保持个人卫生；尿潴留或排尿困难的患者指导监测残余尿量，观察尿液的颜色和性质，预防尿路感染。精神障碍和认知障碍的患者应有专人看护，防止意外发生等。

（3）用药指导

指导遵医嘱正确服药和定期门诊检查。详细告知所用药物的名称、剂量、用法，教会患者观察药物疗效与不良反应，如口服激素治疗时应遵医嘱用药，不可随意减量或突然停药。

（4）照顾者指导

MS 为多次缓解、复发病程，且有进行性加重趋势，患者容易丧失治疗信心，产生悲观厌世情绪和焦虑心理，应指导家属和照顾者关心、体贴患者，给予精神支持和生活照顾，细心观察和及时识别病情变化。当患者出现发热、上腹不适、胃痛、黑便、全身倦怠无力以及视力障碍加重时，应考虑可能发生感染、应激性溃疡或合并低钾等，协助患者及时就医。

二、急性播散性脑脊髓炎

急性播散性脑脊髓炎是广泛累及脑和脊髓白质的急性炎症性脱髓鞘疾病，也称为感染后、出疹后或疫苗接种后脑脊髓炎。

（一）病因及发病机制

本病为单相病程，症状和体征数日达高峰，与病毒感染有关，尤其麻疹或水痘病毒。ADEM 的发病机制不清楚，可能是感染时炎症破坏了髓鞘，触发了机体对髓鞘碱性蛋白的反应，由于某些特定的条件或个体的特异性反应因而引发 ADEM。也可能是感染或免疫接种触发了过强的免疫反应而引起。

（二）临床表现

1. 多见于儿童，也可见于成人。症状常出现在感染或疫苗接种后 1~3 周（4~30 日），多为散发，无季节性，病情严重。

2. 神经病学症状和体征与病变累及的部位有关。脑炎型首发症状为头痛、发热、意识模糊。脑膜受累出现头痛、呕吐和脑膜刺激征等。脊髓炎型常见受损平面以下部分或完全性截瘫或四肢瘫、上升性麻痹、传导束性感觉障碍、不同程度的膀胱及肠麻痹。

3. 急性坏死性出血性脑脊髓炎被认为是 ADEM 的爆发型。

病情也更为凶险，死亡率高。表现急起高热、头痛、意识模糊、或意识进行性加重，不全偏瘫或四肢瘫。

（三）护理要点

1. 常规护理

（1）一般护理

每 2 小时 1 次监测生命体征，观察并记录患者的呼吸及呼吸形态，包括呼吸频率、深度、节律。监测患者缺氧状态，必要时给予鼻导管吸氧或面罩给氧，病情严重时可给予气管插管或气管切开等措施。

（2）日常护理

定时翻身、叩背、吸痰；或使用振动排痰机叩背，促使患者易于咳嗽、咳痰，同时有利于气道的吸引和痰液的排出。

（3）安全护理

①应向患者介绍入院环境，并将患者安排在离护士站较近且安静的病房，并把餐具、水、呼叫器、便器放在患者的视力范围内。

②如果患者有精神症状应给予必要的约束或由家人/护理员 24 小时进行陪护。

③床单位使用气垫床和带棉套的床围挡，防止压疮及患者坠床；保持床位清洁、平

整、干燥、无尘渣，防止感觉障碍的部位受损。

（4）体位护理

协助患者采用舒适的体位，可给予头部抬举。保证患者有效的呼吸形态。

（5）心理护理

鼓励患者及时、主动向护理人员表达自己的感受，如胸闷、气短、肢体的不适等，同时做好患者的心理护理。

（6）饮食护理

①保证患者足够热量的供给，给予高蛋白、高维生素、低纤维素、易消化饮食。尤其鼻饲停止改为普食前，应给予少食多餐，蛋羹、肉末面片、稠粥等半流软食，防止误吸。必要时给予肠外营养。

②患者进食时给予舒适卧位，并保证心情愉快，嘱患者进食时不要讲话，防止呛咳引起误吸。

③患者有吞咽困难、构音障碍，易出现进食呛咳、误吸等症状，疾病的危险期可给予鼻饲。患者进食情况改变后应立即停止鼻饲。进行鼻饲时应注意先予患者排痰，再给予患者头高位并偏向一侧，抽吸胃内残留液，大于 150 mL/次时应推延或停止进食 1 次，防止大量胃内容物的反流，引起误吸。

④定期评估患者的吞咽情况，尽早让患者减轻鼻饲的痛苦同时减少胃肠道并发症的发生。

2. 健康指导

（1）为患者讲解有关疾病的知识，同时做好心理护理，让其接受现实，并积极配合治疗。

（2）向家属和患者进行激素药物的讲解，使其了解药物的不良反应及突然停药后的危险，合理使用药物。

（3）让患者与家属了解饮食的护理，尤其针对排便情况，一定保障患者排泄的正常。

（4）讲解患者肢体活动的重要性，必要时做被动训练。定时翻身，教会家属翻身的手法和技巧，并训练和鼓励患者进行自主活动，增强自理能力。

（5）鼓励患者主动向医护人员表达自己的感受，如出现胸闷、气短、呼吸困难等异常情况。

三、视神经脊髓炎

视神经脊髓炎又称 Devic 病或 Devic 综合征，是视神经和脊髓同时或相继受累的急性或亚急性脱髓鞘病变。其临床特征为急性或亚急性起病，单眼或双眼失明，其前或其后数周伴发横贯性或上升性脊髓炎。本病的病因及发病机制还不清楚，可能与遗传因素及种族差异有关。

（一）病因及发病机制

NMO 的病因、发病机理尚不清楚。虽然目前普遍认为 NMO 是 MS 的一个亚型，但其是否为一独立的疾病仍有争议。白种人具有 MS 的种族易感性，以脑干病损为主；非白种人则对 NMO 具有易感性，以视神经和脊髓损害最常见。这可能是与遗传和种族差异有关。NMO 是一种严重的单相病程疾病，但许多病例呈复发病程。

（二）临床表现

1. 视神经受损症状

急性起病，患儿可在数小时或数日内，单眼视力部分或全部丧失，一些患儿在视力丧失前 1~2 天感觉眼眶疼痛，眼球运动或按压时疼痛明显，眼底改变为视神经盘炎或球后视神经炎。亚急性起病患儿，1~2 个月症状达到高峰，少数呈慢性起病，视力丧失在数月内逐步进展，进行性加重。

2. 脊髓受损症状

脊髓受累以胸段和颈段多见，表现为急性或亚急性起病的横贯性脊髓损害或上升样脊髓炎样表现。病损以下出现相应的感觉、运动和自主神经功能障碍。此外，有的患儿可伴有痛性痉挛和 Lhermitte 征（屈颈时，自颈部出现一种异常针刺感沿脊柱向下扩散至股部或至足部）。

（三）护理要点

1. 常规护理

（1）加强心理护理鼓励患儿保持良好的心态，树立战胜疾病的信心。
（2）保持正常排泄做好便秘、尿失禁、尿潴留的护理。

2. 专科护理

（1）视力障碍护理

帮助患儿熟悉住院环境和生活环境。指导患儿眼睛疲劳或有复视时尽量闭眼休息。给患儿创造方便日常生活的环境，如使用大字的阅读材料和书籍，呼叫器置于患儿手边等，必要时给予帮助。

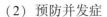

（2）预防并发症

注意保暖，避免受寒，取卧位并经常拍背，协助排痰。

3. 健康指导

（1）指导家长给予患儿加强营养，增强体质。

（2）指导家长协助患儿加强肢体锻炼，促进肌力恢复。锻炼时要加以保护，以防跌伤等意外。

（3）指导患儿及家长制定预防压疮、肺部感染及泌尿系感染的计划。

第四节　脊髓疾病

一、急性脊髓炎

急性脊髓炎又称急性非特异性脊髓炎，是指一组原因不明的脊髓急性横贯性损害的炎症性脊髓疾病。临床表现为病损水平以下的肢体瘫痪，传导束性感觉障碍和膀胱、直肠功能障碍为主的自主神经功能障碍。一年四季均可发病，但以冬末春初或秋末冬初较为常见。

（一）病因及发病机制

病因至今尚未明了。多数学者认为本病可能是病毒感染后所诱发的一种自身免疫性疾病，外伤和过度疲劳可能为其诱因。

（二）临床表现

1. 急性横贯性脊髓炎

各年龄组均可发病，以青壮年为多；散在发病，无性别差异。部分患者在脊髓症状出现之前1~4周有发热、全身不适等上呼吸道感染或腹泻病史，或有负重、扭伤等诱因。急性起病，常在数小时至数日内发展为完全性瘫痪，部分患者在出现瘫痪前、后有背部疼痛、腰痛和束带感，肢体麻木、乏力、步履沉重等先兆症状。

2. 运动障碍

脊髓炎以胸段最常见，约占全部脊髓炎患者的74.5%。常表现为双下肢截瘫，早期呈迟缓性瘫痪，肢体肌张力降低，腱反射减弱或消失，病理反射阴性，腹壁及提睾反射均消失，此期为脊髓休克期。脊髓休克期持续时间差异很大，数日至数周不等，以 1~2 周最多见，休克期越长说明脊髓损害越严重。完全性损害，休克期长。

3. 感觉障碍

为传导束型，急性期病变节段以下所有深、浅感觉缺失，有些患者在感觉缺失区上缘可有 1~2 个节段的感觉过敏区。在病变节段可有束带感觉异常。局灶性脊髓炎可表现为脊髓半切综合征型的感觉障碍，即病变的同侧深感觉缺失和对侧浅感觉缺失。

4. 自主神经功能障碍

脊髓炎的自主神经功能障碍主要为括约肌功能障碍。早期主要表现为大小便潴留。个别少数脊髓横贯性损害和骶段脊髓损害的患者，长期呈现迟缓性瘫痪，膀胱功能长期不能恢复，肛门括约肌长期松弛，结肠蠕动减弱而无排便反射和排便能力。其他还有病变节段以下的皮肤干燥、不出汗、热天可因出汗不良而致体温升高等。颈段脊髓炎病者，常因颈交感神经节和颈髓损害出现 Homer 综合征。

5. 急性上升性脊髓炎

起病急骤，瘫痪和感觉障碍从足部开始，在 1 日至数日内迅速向上蔓延，出现呼吸困难、吞咽困难和不能言语，甚至影响到脑干致呼吸中枢麻痹而死亡。临床少见。预后不良。

6. 弥漫性脑脊髓炎

当上升性脊髓炎的病变进一步上升累及脑干时，出现多组脑神经麻痹，累及大脑出现精神异常或意识障碍者，病变弥漫已超出脊髓的范围，故称为弥漫性脑脊髓炎。

7. 脊膜脊髓与脊膜脊神经根脊髓炎

为病变影响到脊膜和脊神经根时，患者可出现脑膜和神经根刺激症状，体格检查时可有项强、Kernig 征、Lasegue 征阳性等，分别被称为脊膜脊髓炎和脊膜脊神经根脊髓炎。

（三）护理要点

1. 常规护理

（1）饮食指导

给予高蛋白、高维生素且易消化的饮食，多吃瘦肉、豆制品、新鲜蔬菜、水果和含纤维素多的食物，供给足够的热量与水分，以刺激肠蠕动，减轻便秘和肠胀气。

（2）心理护理

①由于突然截瘫，生活不能自理，患者易发生悲观、绝望，情绪急躁和忧虑等不良心

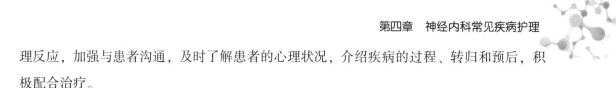

理反应，加强与患者沟通，及时了解患者的心理状况，介绍疾病的过程、转归和预后，积极配合治疗。

②指导家属在生活上给予体贴和关怀，帮助其树立战胜疾病的信心。

2. 健康指导

（1）疾病知识指导

本病恢复时间长，指导患者及家属掌握疾病康复知识和自我护理方法，帮助分析和去除对疾病治疗与康复不利的因素。合理饮食、加强营养，多食瘦肉、鱼、豆制品、新鲜蔬菜、水果等高蛋白、高纤维素的食物，保持排便通畅；避免受凉、感染等诱因；鼓励患者树立信心，保持健康心态。

（2）康复指导

卧床期间应定时翻身，帮助患者掌握尿便的管理方法，养成良好的卫生习惯，保持清洁舒适，预防压疮；肌力开始恢复后应加强肢体的被动与主动运动，鼓励进行日常生活动作训练，尽量利用残存功能代偿，独立完成各种生活活动和做力所能及的家务。指导家庭环境改造，完善必要的设施，创造有利于患者康复与生活的家庭氛围与条件。

（3）预防尿路感染

带尿管出院者应向患者及照顾者讲授留置导尿的相关知识和操作注意事项，避免集尿袋接头的反复打开，防止逆行感染。保持外阴部清洁，定时开放尿管，鼓励多喝水，以达到促进代谢产物排泄、自动冲洗膀胱的目的。告知膀胱充盈的指征与尿路感染的相关表现；如发现患者尿液引流量明显减少或无尿、下腹部膨隆，小便呈红色或混浊时应协助及时就诊。

二、脊髓压迫症

脊髓压迫症是指由各种性质的病变引起脊髓、脊神经根及其供应血管受压的一组病症。脊髓压迫症是由脊髓内、外的占位性结构压迫脊、脊神经根及其血供所引起的半切或横贯性脊髓病变。临床表现为病变节段以下的运动、感觉和自主神经功能障碍。按发病急慢可分为急性脊髓压迫症和慢性脊髓压迫症；按发病部位可分为椎管内脊髓外的硬膜外、硬膜下，以及椎管内脊髓内压迫症，以椎管内肿瘤最为多见。

（一）病因及发病机制

1. 肿瘤

约占 1/3 以上。绝大多数起源于脊髓组织及邻近结构，神经鞘膜瘤约占 47°%，其次为脊髓肿瘤。

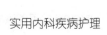

2. 炎症

蛛网膜粘连或囊肿压迫血管影响血液供应，引起脊髓、神经根受损症状。化脓性病灶血行播散导致椎管内急性脓肿或慢性肉芽肿而压迫脊髓，以硬脊膜外多见，硬脊膜下与脊髓内脓肿则罕见。有些特异性炎症如结核、寄生虫性肉芽肿等亦可造成脊髓压迫。

3. 脊柱病变

脊柱骨折、结核、脱位、椎间盘脱出、后纵韧带骨化和黄韧带肥厚均可导致椎管狭窄、脊柱裂、脊膜膨出等，也能损伤脊髓。

4. 先天性畸形

颅底凹陷、脊柱裂、颈椎融合畸形等。

（二）临床表现

临床表现因病变性质的不同和病灶所在部位、发展速度、波及范围的不同而异。如脊髓肿瘤通常发病缓慢，逐渐进展；脊椎转移癌及硬脊膜外脓肿常引起急性压迫症状；脊椎结核所致的脊髓压迫症状可缓可急。一般而言，其临床症状的发展过程为：

1. 脊神经根受压症状

常因一条或多条脊神经后根受压而产生烧灼痛、撕裂痛或钻痛，并可放射到相应的皮肤节段，当活动脊柱、咳嗽、喷嚏时可引起疼痛加剧，适当改变体位可获减轻，这种首发的根性疼痛症状常有重要定位诊断意义。硬脊膜炎、髓外肿瘤尤其是神经纤维瘤和各种原因引起的椎管塌陷，根痛常较突出。在根痛部位常可查到感觉过敏或异常区，倘功能受损，则可引起节段性感觉迟钝。如病灶位于脊髓腹侧时，可刺激和损害脊神经前根，引起节段性肌痉挛和肌萎缩。

2. 脊髓受压症状

（1）运动障碍

脊髓前角受压时可出现节段性下运动神经元性瘫痪症状，表现为由受损前角支配范围内的肢体或躯干肌肉萎缩、无力、肌肉纤颤。当皮质脊髓束受损时，引起受压平面以下肢体的痉挛性瘫痪、瘫肢肌张力增高、腱反射亢进、病理反射阳性。慢性病变，先从一侧开始，后再波及另一侧；急性病变，常同时波及双侧，且在早期有脊髓休克（病变以下肢体呈弛缓性瘫痪），一般约2周后才逐渐过渡到痉挛性瘫痪。倘病灶在腰骶段，上运动神经元性损害症状则不会出现。

（2）感觉障碍

当病变损害脊髓丘脑束和后束时，引起损害平面以下的躯体的束性感觉障碍。如先损害一侧的上升性感觉传导束路，则表现为损害平面以下同侧躯体的深感觉障碍和对侧的浅感觉障碍；病灶发展至脊髓横贯性损害时则损害平面以下的深浅感觉均有障碍。髓外压迫病变，痛温觉障碍常从下肢开始，延展至受压平面；髓内压迫病变，痛温觉障碍多从受压平面向下延伸。感觉障碍的平面对病灶定位常有较大参考价值。

（3）反射异常

病灶部位的反射弧受损，则该节段内的正常生理反射减弱或消失，有助于定位诊断。一侧锥体束受损时，病灶部位以下同侧的腱反射亢进，腹壁反射和提睾反射迟钝或消失，病理征阳性；当双侧锥体不受波及时，病灶以下双侧均同时出现反射异常和病理征。

（4）自主神经功能障碍

病变水平以下皮肤干燥、汗液少、趾（指）甲粗糙、肢体水肿。腰骶髓以上的慢性压迫病变，早期排尿急迫不易控制；如为急剧受损的休克期，则自动排尿和排便功能丧失，以后过渡至大小便失禁。腰骶髓病变则表现为尿、便潴留。髓内病变出现膀胱障碍较髓外病变早。下颈髓病变可产生 Homer 征。

3. *脊椎症状*

病灶所在部位可有压痛、叩痛、畸形、活动受限等体征。

4. *椎管梗阻*

压迫性脊髓病可使脊髓的蛛网膜下腔发生不全或完全性梗阻，表现为腰椎穿刺时的脑脊液压力降低，缺乏正常时随呼吸和脉搏出现的脑脊液压力上的波动，奎肯试验显示不全或完全梗阻。脑脊液外观可呈淡黄色或黄色，蛋白量增高。腰穿后常可出现神经症状的加重，对疑为高颈髓段病变者腰穿时应格外小心，以免症状加重，引起呼吸肌麻痹。

（三）护理要点

1. *常规护理*

（1）减轻疼痛的护理减轻引起疼痛的因素，因咳嗽、喷嚏、用力时脑脊液一过性增高，神经根被牵拉，可加剧疼痛，所以，指导患者减少突然用力动作，不可避免时，做好心理准备；同时处理诱发原因，如咳嗽频繁者遵医嘱应用镇咳剂；用力后观察、记录疼痛变化。疼痛明显加重时通知医师，遵医嘱给予镇痛剂或进行相应检查。

（2）心理护理

向患者解释疼痛原因，使患者心理放松，才能准确评价疼痛级别，向护理人员提供有效信息并配合治疗。同情、鼓励患者，但注意适当分散患者注意力。

2. 手术护理

（1）手术治疗的术前护理

①向患者讲明手术时间、术前准备（备皮、禁食），备好颈托，并告之术后体位及轴位翻身，消除患者紧张的情绪。

②术前日予以颈背部备皮，饮番泻叶水，晚餐流食，晚8时后禁食、水。观察、保证患者夜间安睡。

③术前手术室接患者时，测量血压是否稳定，遵医嘱予以术前针，鼓励患者。由手术室护士给予留置胃管、尿管（手术室实施麻醉后予以插管的方法，可大大减少患者不适及并发症的发生，对患者也非常人性化）。

（2）手术治疗的术后护理

①术后回病房，轴位搬动患者，去枕平卧，颈部固定。

②术后观察患者麻醉恢复情况，清醒后呼吸指标良好，通知医师配合拔除气管插管：拔管前气管插管、口腔内充分吸痰，拔管后经口、鼻充分吸痰，并予以外观清洁。

③术后每1~2小时进行轴位翻身。翻身时脊柱一定要平直成一直线（头颈，胸腰，髁、尾、腿三部分同时相向、同速移动），特别是高颈位手术者还需戴颈托固定。

④根据患者意识恢复情况留置胃管，自主吞咽功能，胃肠蠕动情况，遵医嘱给予鼻饲饮食或拔除胃管。手术创伤大，胃肠功能较差，可通过鼻胃管给予持续、慢速的鼻饲流食。

3. 健康指导

（1）疾病知识指导指导患者和家属掌握疾病康复知识和护理方法，鼓励患者树立信心。

（2）生活与康复指导肢体锻炼，加强营养，适当体育锻炼增强体质。

（3）药物指导按时按量服药，定时复诊。

（4）安全和预防指导注意安全，防止受凉感冒、疲劳等。

三、脊髓空洞症

脊髓空洞症是一缓慢进行性的脊髓变性疾病，病变多位于颈、胸髓，也可累及延髓。脊髓与延髓空洞症可单独发生或并发。临床主要表现是受损节段的分离性感觉障碍，下运动神经元瘫痪、传导束功能障碍以及营养障碍。

（一）病因及发病机制

脊髓空洞症的病因和发病机制目前尚不明确，有以下几种学说。

1. 先天发育异常学说

本病常合并脑积水、扁平颅底、先天性延髓下疝畸形、枕颈部畸形、短颈畸形、颈肋、脊柱侧后凸、脊柱裂、弓形足等，故认为本病是脊髓先天发育异常所致。

2. 机械性脑脊液循环障碍学说

最早由 Gardner 等提出，认为脊髓空洞的形成完全由机械因素所造成，主要有两个致病因素，其一是由于颈枕区先天性异常，第四脑室出口闭塞，妨碍了脑脊液从第四脑室进入蛛网膜下腔，而进入脊髓中央管；其二是脑室内脑脊液搏动性压力不断冲击脊髓中央管管壁。导致中央管逐渐扩大，最终形成空洞。此外，第四脑室顶部四周软脑膜的粘连也可伴发脊髓空洞症，而当脑脊液循环得到改善后，临床症状也有所好转。

3. 血液循环异常学说

脊髓中央区是脊髓前后动脉交界区，侧支循环差，外伤后该区易坏死软化形成空洞，常由受伤部的脊髓中央区（后柱的腹侧，后角的内后方）起始并向上延伸。脊髓内肿瘤囊性变可造成脊髓空洞症。继发性脊髓蛛网膜炎患者，可能由于炎症粘连，局部缺血和脑脊液循环障碍，脑脊液从蛛网膜下腔沿血管周围间隙进入脊髓内，使中央管逐渐扩大形成空洞。脊髓炎时由于炎症区脱髓鞘，软化、坏死，严重时坏死区有空洞形成。

（二）临床表现

本病多数于 20~30 岁发病，偶尔发生于儿童期或成年以后，男性多于女性。起病隐匿，进展缓慢。常因部分痛觉消失，在无痛性烫伤时才被发现。临床症状取决于空洞所在部位及其范围的大小。多为散发病例。

1. 感觉障碍

本病可见两种类型的感觉障碍，即由空洞部位脊髓支配的节段性浅感觉分离性感觉障碍和病变以下的束性感觉障碍。

（1）节段性浅感觉分离性感觉障碍，为本病最突出的临床体征。由于空洞常起自颈膨大一侧的后角底部并向周围扩张，故早期症状常是同侧上肢的相应支配区痛觉、温度觉丧失，而触觉及深感觉相对保留的节段性后角型分离性感觉障碍，近似半短上衣形。

（2）束性感觉障碍，后期病变可累及脊髓丘脑束和后索，而出现对侧病变平面以下的痛觉、温度觉缺失的传导束型感觉障碍及同侧病变平面以下的深感觉障碍，步态不稳和深感觉共济失调，但很少见，延髓空洞症如影响到三叉丘脑束交叉处，可以造成面部痛、温觉减退或消失，包括角膜反射消失。

2. 运动及反射障碍

空洞侵及颈髓前角细胞，引起手部小肌肉及前臂尺侧肌肉软弱和萎缩，肌束震颤可不明显，逐渐波及上肢其他肌肉，肩胛带肌及一部分肋间肌。腱反射减弱及肌张力减退。当空洞累及锥体束时，则受累脊髓节段以下出现肌无力，肌张力增高，腱反射亢进，病理呈阳性，多数双侧不对称，当空洞内发生出血时，可以发生病情突然变化。空洞如果在腰骶部，则在下肢部位出现上述的运动及感觉障碍。

3. 营养障碍及其他症状

营养障碍也是本病的主要症状之一，其中最常见的是由于关节的痛觉缺失引起关节磨损，骨皮质萎缩，骨质脱钙和畸形，关节肿大，活动度增加，运动时有摩擦音而无痛觉。这种神经元性关节病变称为夏科关节。皮肤营养障碍，包括皮肤青紫，过度角化，皮肤增厚。在痛觉缺失区域，表皮的烫伤及其他损伤可以造成难治性溃疡及瘢痕形成，甚至指（趾）节末端发生无痛性坏死、脱失，称为莫旺病。颈胸段病损害交感神经通路时，可产生霍纳综合征（瞳孔缩小，眼裂变窄，眼窝凹陷，面部出汗减少）。如侧角细胞受刺激时，可出现同侧不完全性反霍纳综合征（瞳孔散大，睑裂增宽，眼球微突，面颈多汗）。疾病晚期可有膀胱、直肠功能障碍。其他如脊柱侧凸、后突畸形、脊柱裂、弓形足等亦属常见。

4. 延髓空洞症

很少单独发生，常为脊髓空洞症的延伸。由于空洞常不对称，故症状和体征常为单侧型。如累及疑核，则有吞咽困难，软腭与咽喉肌无力，悬雍垂偏斜，声带麻痹，构音困难。舌下神经核受累则同侧舌肌萎缩和肌束震颤，伸舌偏向患侧。三叉神经下行根受累则出现同侧面部感觉呈中枢型痛温觉障碍，侵及内侧弓状纤维则出现半身触觉、深感觉缺失。前庭小脑通路受损出现眩晕、眼球震颤、步态不稳。累及面神经核可出现同侧周围性面瘫。

（三）护理要点

1. 常规护理

（1）日常护理应用热水袋或洗浴时水温要适当，防止皮肤烫伤。翻身时，适当叩击背部，鼓励咳痰，以防坠积性肺炎。

（2）饮食护理保持合理的膳食。脊髓空洞症患者需要补充高蛋白、高能量的饮食，提供神经细胞和骨骼所必需的营养物质，以增强患者的肌力、增长肌肉，患者可以多吃些高蛋白、富含维生素、磷脂和微量元素的食物，最好是采用少食多餐的饮食方法。

（3）心理护理因瘫痪给患者带来沉重的思想负担，需鼓励患者树立乐观主义精神，积极克服困难，艰苦锻炼，要有战胜疾病的信心，与医护人员和家庭成员配合，尽早进行瘫痪肢体功能锻炼，防止关节畸形和肌肉萎缩。

2. **健康指导**

（1）合理饮食合理进食可提高机体抵抗力，保持尿便通畅，促进疾病康复。限制烟酒、浓茶、咖啡、辛辣等刺激性食物。

（2）劳逸结合应注意劳逸结合。功能锻炼过度会使骨骼肌疲劳，而不利于骨骼肌功能的恢复、肌细胞的再生和修复。

（3）预防感冒、胃肠炎患者由于自身免疫功能低下，一旦感冒，会使病情加重，病程延长，易并发肺部感染，如不及时防治，预后不良，甚至危及患者生命。病毒性胃肠炎对脊髓前角细胞有不同程度的损害，从而使肌萎缩患者肌跳加重、肌力下降、病情反复或加重。

（4）生活指导指导患者如何防止烫伤、灼伤，教会患者正确使用热水袋。

第五章　循环系统疾病病人的护理

第一节　心力衰竭病人的护理

一、慢性心力衰竭

（一）概述

1. 基本病因

（1）原发性心肌损害

①缺血性心肌损害：冠心病心肌缺血和（或）心肌梗死是引起心力衰竭最常见的原因。

②心肌炎和心肌病：病毒性心肌炎和原发性扩张型心肌病最为常见。

③心肌代谢障碍性疾病：糖尿病最为常见。

（2）心脏负荷过重

①容量负荷过重：见于心脏瓣膜关闭不全，血液反流，如主动脉瓣、二尖瓣关闭不全；左、右心或动静脉分流性先天性心血管病如房、室间隔缺损、动脉导管未闭等。此外，伴有全身血容量增多或循环血量增多的疾病如慢性贫血、甲状腺功能亢进症等。

②压力负荷过重：见于使左、右心室射血阻力增加的疾病如高血压、肺动脉高压、主动脉及肺动脉瓣狭窄等。

2. 诱因

心脏病病人，其心力衰竭的发生常由一些增加心脏负荷的因素而诱发，常见诱因包括：

（1）感染是最重要的诱因。呼吸道感染最常见。

（2）心律失常心房颤动是诱发心力衰竭最重要的因素。

（3）血容量增加摄入钠盐过多；静脉输液过快、过多等。

（4）情绪激动或过度劳累如妊娠末期及分娩过程以及暴怒、重体力劳动等。

（5）容物使用不当如不恰当停用降压药及洋地黄等。

（6）并发其他疾病或原有心脏病病情加重如并发甲状腺功能亢进、贫血、风湿病或冠心病发生心肌梗死。

3. 发病机制

慢性心力衰竭的发病机制十分复杂，当心功能因心脏病变受损时，机体首先发生多种代偿机制，这些机制可使心功能在一定时间内维持在相对正常的水平，但也有其负性效应，从而发生失代偿。

其主要机制可归纳为以下四种：

（1）Frank-Star Ling 机制。

（2）神经体液的代偿机制。

（3）体液因子的改变。

（4）心肌损害与心室重构。

（二）临床表现

1. 左心衰竭

以肺淤血和心排血量降低表现为主要表现。

（1）症状

①程度不同的呼吸困难

劳力性呼吸困难是左心衰竭最早出现的症状。表现为体力活动时发生或加重，休息后缓解或消失；夜间阵发性呼吸困难为左心衰竭的典型表现。表现为常发生在病人已入睡后突然憋醒，被迫坐起，呼吸深快，严重者伴哮鸣音，称之为"心源性哮喘"；严重心衰时，病人可出现端坐呼吸，系因平卧时回心血量增多横膈上抬，呼吸困难更为明显。采取的坐位愈高说明左心衰竭的程度愈重，故可据此估计左心衰竭的严重程度。另外"心源性哮喘"进一步发展，可出现急性肺水肿，是左心衰竭最严重的形式。

②咳嗽、咳痰和咯血

咳嗽、咳痰是肺泡和支气管黏膜淤血所致。开始常在夜间发生，坐位或立位时可减轻，痰呈白色浆液性泡沫状，偶可见痰中带血丝。长期慢性淤血时肺静脉压力升高，导致肺循环和支气管血液循环之间形成侧支，在支气管黏膜下形成扩张的血管，此种血管一旦破裂可引起大咯血。

③疲倦、乏力、头晕、心慌

上述表现是由于心排血量较低，心、脑、骨骼肌等血液灌注不足及代偿性心率加快所致。

④尿少及肾功能损害症状

严重左心衰竭时血液进行再分配，首先是肾血流量明显减少，病人出现少尿。长期慢性肾血流量减少可出现血尿素氮、肌酐升高并可有肾功能不全的相应症状。

（2）体征

①肺部湿啰音：由于肺毛细血管内压增高，液体可渗到肺泡出现湿啰音，随着病情由轻到重，啰音可从局限于肺底至全肺。特点为啰音位于病人身体的低垂部位。

②心脏体征：除原发心脏病固有体征外，慢性左心衰的病人一般会有心脏扩大、肺动脉瓣听诊区第二心音亢进及舒张期奔马律。

2. 右心衰竭

（1）症状

①消化道症状：腹胀、食欲减退、恶心、呕吐是右心衰竭最常见的表现，系因胃肠道及肝脏淤血所致。

②劳力性呼吸困难：右心衰竭有明显的体循环淤血时可出现呼吸困难。

（2）体征

①水肿：首先出现于身体的低垂部位，常为可压陷性及对称性，严重者可出现胸腔积液，均由体静脉压升高所致。

②颈静脉征：颈静脉搏动增强、充盈、怒张是右心衰竭的最主要体征，肝颈静脉反流征则更具特征性。

③肝大：肝大一般发生在皮下水肿之前，肝脏因淤血而肿大，伴压痛，持续慢性右心衰竭可致心源性肝硬化，晚期可发生黄疸、大量腹水及肝功能受损。

④心脏体征：除原有心脏病的固有体征外，右心衰竭可因右心室扩大而出现三尖瓣关闭不全的反流性杂音。

3. 全心衰竭

右心衰继发于左心衰而形成的全心衰，因右心排血量减少，阵发性呼吸困难等肺淤血症状反而有所减轻。扩张型心肌病等表现为左、右心室同时衰竭者，肺淤血征往往不很严重。

（三）辅助检查

1. X 线检查

（1）心影大小及外形可为病因诊断提供重要依据，根据心脏扩大的程度和动态改变还可间接反映心功能状态。

（2）肺淤血的有无及其程度直接反映心功能状态。早期肺静脉压增高主要表现为肺门血管影增强；肺动脉压力增高可见右下肺动脉增宽；肺间质水肿可使肺野模糊；肺小叶间隔内积液可表现为 KerLey B 线是在肺野外侧清晰可见的水平线状影，是慢性肺淤血的特征性表现。

2. 超声心动图

（1）比 X 线检查更能准确地提供各心腔大小变化及心瓣膜结构情况。

（2）评估心脏功能：射血分数（EF 值）可反映心脏收缩功能，正常 EF 值>50%。

3. 有创性血流动力学检查

多采用漂浮导管在床边进行，经静脉插管直至肺小动脉，可测定各部位的压力及血液含氧量，计算心脏指数（CI）及肺小动脉楔压（PC-WP），直接反映左心功能，正常时 CI>2.5 L/（min·m²），PCWP<12 mmHg。

4. 放射性核素检查

放射性核素心血池显影帮助判断心室腔大小，计算 EF 值和左心室最大充盈速率。

（四）治疗原则

1. 治疗病因、消除诱因控制高血压，应用药物、介入或手术治疗改善冠心病心肌缺血，心瓣膜病的手术治疗等。积极控制感染，对于心室率较快的心房颤动，及时复律或控制心室率；甲状腺功能亢进症注意予以纠正。

2. 减轻心脏负担

（1）休息：限制体力活动，避免精神紧张，减轻心脏负荷。

（2）饮食：应低钠饮食，同时要少食多餐。水肿明显时应限制水的摄入量。

（3）吸氧：给予持续氧气吸入，流量 2~4 L/min，增加血氧饱和度，改善呼吸困难。

（4）利尿剂应用：可排出体内潴留的体液，减轻心脏前负荷，改善心功能。常用的利尿剂有：

①排钾利尿剂：阻碍钠、钾、氯化物的重吸收，达到利尿目的。此类利尿剂有噻嗪类利尿剂如氢氯噻嗪；利尿剂如呋塞米、丁脲胺。排钾利尿剂主要副作用是青引起低血钾，应补充氯化钾或与保钾利尿剂同用。噻嗪类利尿剂可抑制尿酸排泄，引起高尿酸血症，大剂量长期应用可影响胆固醇及糖的代谢，应严密监测。

②保钾利尿剂：排钠和氯化物，潴留钾。常用的有：螺内酯、氨苯蝶啶。利尿作用弱，常与排钾利尿剂合加强利尿减少排钾。

3. 扩血管药物应用通过扩张小动脉，减轻心脏后负荷；通过扩张小静脉，减轻心脏前负荷。

（1）扩张小静脉制剂临床上以硝酸酯制剂为主。如硝酸甘油，每次 0.3~0.6 mg 舌下含服，可重复使用，重症病人可静脉点滴；硝酸异山梨醇（消心痛）2.5~10 mg 舌下含化，每 4h 一次或 5~20 mg 口服，每日 3~4 次。

（2）扩张小动脉制剂的药物种类很多，如血管紧张素转换酶抑制剂（ACEI）；α_1 受体阻滞剂的哌唑嗪等；直接舒张血管平滑肌的制剂如双肼屈嗪等。

4. 正性肌力药物应用

（1）洋地黄类药物：是临床最常用的强心药物，具有正性肌力和减慢心率作用，在增加心肌收缩力的同时，不增加心肌耗氧量。

①应用洋地黄类药物的适应证：充血性心力衰竭，尤其对伴有心房颤动和心室率增快的心力衰竭，对心房颤动、心房扑动和室上性心动过速均有效。

②应用洋地黄类药物的禁忌证：严重房室传导阻滞、肥厚性梗阻型心肌病、急性心肌梗死 24 小时内不宜使用。洋地黄中毒或过量者为绝对禁忌证。

③常用洋地黄制剂有：地高辛为口服制剂，毛花苷丙为静脉注射制剂，适用于急性心衰或慢性心衰加重时，尤其适用于心衰伴快速心房颤动者。

（2）β 受体兴奋剂：常用的有多巴酚丁胺、多巴胺静脉点滴，由小剂量开始，逐渐增加用量。适用于急性心肌梗死伴心力衰竭的病人；小剂量多巴胺能扩张肾动脉，增加肾血流量和排钠利尿，从而用于充血性心力衰竭的治疗，大剂量多巴胺可维持血压，用于心源性休克的治疗。

（3）磷酸二酯酶抑制剂：常用的有氨力农、米力农等，具有正性肌力作用和扩张周管作用，可缓慢静脉滴注，宜短期使用。

5. β 受体阻滞剂可对抗代偿机制中交感神经兴奋性增强这一效应，从而降低病人死亡率、住院率，提高其运动耐量。常用药物有卡维地洛、美托洛尔等。但 β 受体阻滞剂有负性肌力作用，临床应用应十分慎重。仅小剂量应用于以舒张功能不全为特征的轻、中度心力衰竭的治疗。

（五）护理措施

1. 给氧

给予氧气吸入，根据缺氧的轻重程度调节氧流量休息与活动。

2. 减少机体耗氧、减轻心脏负担

让病人取半卧位或端坐位安静休息，限制活动量，尽量减少活动中的疲劳；保持环境

安静、舒适，空气流通，限制探视；安慰鼓励病人，帮助树立战胜疾病的信心，告诉家属给予心理支持，以利于病人情绪稳定；嘱病人勿用力大便，必要时使用缓泻剂。

3. 呼吸状况监测

如呼吸困难的程度、发绀情况、肺部啰音的变化；血气分析和血氧饱和度等，以判断药物疗效和病情进展。

4. 输液的护理

控制输液量和速度，并告诉病人及家属此做法的重要性、以防其随意调快滴速，诱发急性肺水肿。

5. 饮食护理

告诉病人及家属适当控制液体入量，限制钠盐摄入、加强营养的重要性。每日液体入量、食盐摄入量护士应严格掌握、记录。指导并督促病人及家属执行。病人饮水需用固定的容器，食盐量每日不能超过 5g，应用利尿剂者可适当放宽。含钠量高的食品包括腌制品、海产品、发酵面食、罐头、味精、啤酒、碳酸饮料等。给予高蛋白、高维生素、易咀嚼、易消化清淡饮食，限制总热量的摄入，少量多餐，避免过饱。

6. 使用血管扩张剂的护理

监测血压；ACEI 的副作用有直立性低血压、皮炎、蛋白尿、咳嗽、间质性肺炎等，需监测血压；此外 ACEI 有较强的保钾作用，与不同类型的利尿剂合用时应特别注意。

7. 皮肤护理

保持床褥柔软、平整、干燥。嘱病人穿柔软、宽松的衣服。为病人做按摩或翻身时避免损伤皮肤。定期为病人更换体位，按摩骨隆突处。严重水肿病人可使用气圈或气垫床，保持病人皮肤清洁，注意观察皮肤状况，预防压疮的发生。

8. 使用利尿剂的护理

遵医嘱正确使用利尿剂，并注意其副作用的观察和预防。如袢利尿剂和噻嗪类利尿剂的主要副作用是低钾血症，从而诱发心律失常或洋地黄中毒。故应监测有无乏力、腹胀、肠鸣音减弱等低钾血症的表现。同时多补充含钾丰富的食物，如深色蔬菜、瓜果、红枣、菇类、豆类等，必要时遵医嘱补充钾盐。注意口服补钾应在饭后或将水剂与果汁同饮，以减轻钾盐对胃肠道的刺激；静脉补钾时每 500 mL 液体中氯化钾含量不宜超过 1.5g。且速度不宜过快。噻嗪类的其他副作用还有胃部不适、呕吐、腹泻、高血糖、高尿酸血症等。氨苯蝶啶的副作用有胃肠道反应、嗜睡、乏力、皮疹，长期用药可产生高钾血症，尤其是伴肾功能减退、少尿或无尿者应慎用。螺内酯毒性较小，除高血钾外还有嗜睡、运动失调、男性乳房发育、面部多毛等副作用，肾功能不全及高钾血症者禁用。另外，非紧急情况下，利尿剂的应用时间选择早晨或日间为宜，避免夜间过频排尿而影响病人的休息和睡眠。

9. 使用洋地黄的护理

（1）洋地黄用药注意事项

①洋地黄用药安全窗很小，用量个体差异较大。老年人、冠心病心肌缺血缺氧、重度心力衰竭、低钾血症、低镁血症、肾功能不全等情况对洋地黄较敏感，使用时应严密观察病人用药后反应；②注意不与普罗帕酮、维拉帕米、钙剂、胺碘酮、阿司匹林等药物合用，以免降低地高辛经肾排泄率而引起中毒；③严格按医嘱给药，教会病人服地高辛时应自测脉搏，当脉搏少于 60 次/min 或节律不规则应暂停服药并报告医师；用毛花苷 C 或毒毛花苷 K 时必须稀释后缓慢静注，并同时监测心率、心律及心电图变化。

（2）密切观察洋地黄中毒表现

洋地黄中毒最重要的表现是各类心律失常，最常见者为室性期前收缩，多呈二联律，其他如房性期前收缩、心房颤动、房室传导阻滞等。快速房性心律失常又伴传导阻滞是洋地黄中毒的特征性表现。胃肠道反应如食欲不振、恶心、呕吐，神经系统症状如头痛、倦怠、视力模糊、黄视、绿视等。

（3）洋地黄中毒的处理

①立即停药；②快速性心律失常者可选用苯妥英钠或利多卡因，有传导阻滞及缓慢性心律失常者可用阿托品静注，必要时安置临时起搏器；③血钾浓度低应补充钾盐，可口服或静脉补充氯化钾；并停用排钾利尿剂。

二、急性心力衰竭

（一）概述

急性心力衰竭是指心肌遭受急性损害或心脏负荷突然增加，使心排出量急剧下降，导致组织灌注不足和淤血的综合征。以急性左心衰竭最常见，多表现为急性肺水肿。

1. 病因

心脏解剖或功能的突发异常，使心排血量急剧降低和肺静脉压突然升高均可发生急性左心衰竭。病因包括以下几个方面：

（1）与冠心病有关的急性广泛前壁心肌梗死、室间隔破裂穿孔、乳头肌梗死断裂等。

（2）感染性心内膜炎引起的瓣膜穿孔、腱索断裂所致瓣膜性急性反流。

（3）高血压性心脏病血压急剧升高，在原有心脏病基础上出现快速性心律失常或严重缓慢性心律失常。

（4）输液过快过多突然加重心脏前负荷。

2. **发病机制**

心脏收缩力突然严重减弱，心排血量骤然减少，或左室瓣膜急性反流，左室舒张期末压迅速升高，肺静脉回流不畅，导致肺静脉压快速升高，肺毛细血管压随之升高使血管内液体渗入到肺间质和肺泡内，形成急性肺水肿。早期血压会有一过性升高，但随着病情的迅速进展，会持续下降而引起心源性休克。

（二）临床表现

病情发展极为迅速且危重。最常见为左心衰竭，特征性表现为突发严重呼吸困难，呼吸频率达 30~40 次/min，咳嗽、咳痰和咯大量粉红色泡沫痰、乏力、尿少、血压降低等；病人极度烦躁不安、大汗淋漓、口唇青紫、面色苍白，被迫采取坐位，两腿下垂，双臂支撑以助呼吸。查体可见心率和脉率增快，两肺满布湿啰音和哮鸣音，心尖部可闻及舒张期奔马律。

（三）辅助检查

漂浮导管床边血流动力学监测根据动脉血压及肺小动脉楔压（PCWP）的变化判断病情，调整用药。

（四）治疗原则

1. **体位**

置病人于两腿下垂坐位或半卧位，以减少静脉回流。

2. **吸氧**

吸入高流量（6~8 L/min）氧气，加入 30%~50%乙醇湿化，降低肺泡及气管内泡沫的表面张力，使泡沫破裂，改善肺通气。

3. **镇静**

吗啡具有镇静作用和扩张静脉及小动脉作用，皮下注射或静推吗啡 3~10 mg 可减轻患者烦躁不安，减轻心脏负担。老年病人须酌情减量或肌内注射。伴颅内出血、神志障碍、慢性肺部疾病时禁用。

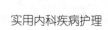

4. 快速利尿

静脉注射呋塞米 20~40 mg，本药兼有扩张静脉作用，可减轻心室前负荷。

5. 血管扩张剂

硝普钠缓慢静脉滴注，扩张小动脉和小静脉，严密监测血压，因含有氰化物，用药时间不宜连续超过 24h。硝酸甘油扩张小静脉，降低回心血量，降低左室舒张末压和肺毛细血管压。酚妥拉明静脉滴注，扩张小动脉及毛细血管。

6. 强心剂

毛花苷丙 0.4 mg 缓慢静脉注射，近期使用过洋地黄药物的病人，应注意洋地黄中毒。重度二尖瓣狭窄患者禁用。

7. 平喘

静脉滴注氨茶碱，可缓解支气管痉挛，并兼有一定的正性肌力和扩血管利尿作用。应警惕氨茶碱过量，肝肾功能减退患者、老年人应减量。

8. 糖皮质激素

地塞米松 10~20 mg 或琥珀酸氢化可的松 100 mg 静脉滴注，可降低外周阻力，减少回心血量，减少肺毛细血管通透性从而减轻肺水肿。

9. 其他

应用四肢轮流三肢结扎法，在情况紧迫时对缓解病情，减少静脉回心血量有一定的作用。但须注意结扎肢体不宜固定、时间不宜长，防止造成肢体坏死。

（五）护理措施

1. 体位

护士立即协助病人取安全坐位，双腿下垂，以减少静脉血液回流，减轻心脏前负荷。

2. 给氧

立即给予病人高流量鼻导管吸氧，6~8 L/min，病情特别严重者应给予面罩呼吸机加压给氧，使肺泡内压在吸气时增加，有利于气体交换，同时对抗组织液向肺泡内渗透。在吸氧的同时加入 30%~50% 乙醇将氧气湿化，使肺泡内泡沫表面张力降低而破裂、消失，增加气体交换面积。若病人不能耐受，可降低酒精浓度或间断使用。

3. 迅速建立两组静脉通路，遵医嘱及时、正确使用药物

（1）吗啡

吗啡 5~10 mg 皮下注射或缓慢静注可使病人镇静，减少躁动，同时舒张小血管，减轻心脏负荷。必要时可间隔 15min 重复使用，共 2~3 次。但肺水肿伴颅内出血、神志障碍、慢性肺部疾病时禁用，老年病人应减量或改为肌注。

（2）快速利尿剂

呋塞米 20~40 mg 静注，10min 可起效，4h 后可重复 1 次可快速利尿及缓解肺水肿。

（3）血管扩张剂

可选用硝普钠、硝酸甘油或酚妥拉明静脉滴注，需监测血压，根据血压调整剂量，维持收缩压在 100 mmHg 左右。

①硝普钠：为动、静脉扩张剂，静注后 2~5min 起效；一般剂量每分钟 12.5~25μm。硝普钠含有氰化物，连续使用不得超过 24h，宜现用现配，不得与其他药物配伍及应用同一静脉通路。

②硝酸甘油：可扩张小静脉，降低回心血量。病人对本药的耐受差异很大，应注意观察。一般从 10μg/min 开始，每 10min 调整 1 次，每次增加 5~10μg 至血压达到上述水平。

③酚妥拉明：为 α 受体阻滞剂，以扩张小动脉为主。以 0.1 mg/min 开始，每 5~10min 调整 1 次，最大可增至 1.5~2.0 mg/min。

（4）洋地黄制剂

最适用于心房颤动伴快速心室率或已知有心脏增大伴左心室收缩功能不全者。可选用毛花苷丙缓慢静注，首剂 0.4~0.8 mg，2h 后可酌情再给 0.2~0.4 mg。急性心肌梗死病人 24h 内不宜应用。

（5）氨茶碱

对解除支气管痉挛特别有效，并有一定的正性肌力及扩张血管、利尿的作用。

4. 用药注意事项用

吗啡时应注意病人有无呼吸抑制、心动过缓；用利尿剂要严格记录尿量；用血管扩张剂要注意监测血压变化、及时调节给药剂量，防止低血压的发生，用硝普钠应现用现配，避光滴注，可用输液泵控制滴速；洋地黄制剂静脉使用时要稀释，推注速度宜缓慢，同时监测心率变化。

5. 保持呼吸道通畅

及时协助病人咳嗽、排痰。并观察记录病人的咳嗽情况，痰液的性质和量。

6. 病情监测

严密观察病人呼吸状况，意识状态，皮肤颜色及温度，肺部啰音的变化，监测血气分析结果，对安置漂浮导管者应密切监测血流动力学指标的变化，以判断药物疗效和病情进展。

7. 心理护理

医护人员在抢救时必须保持镇静、操作熟练、配合默契，忙而不乱。同时简要介绍本病的救治措施及使用监测设备的必要性，使病人产生信任、安全感。以减少紧张、恐惧和误解。必要时可留亲属陪伴病人。

第二节　心律失常病人的护理

一、概论

心脏传导系统是由能够形成和传导心电冲动的特殊心肌组成，包括窦房结、结间束、房室结、希氏束、左右束支和普肯耶纤维。窦房结是心脏正常心律的起搏点。心律失常是指心脏冲动的起源部位、频率、节律、传导速度与激动次序的异常。

二、窦性心律失常

心脏的正常起搏点位于窦房结，其冲动产生的频率是 60~100 次/min，产生的心律称为窦性心律。窦性心律的频率因年龄、性别、体力活动等不同有显著的差异。心电图：特征 P 波在 I、II、aVR 导联直立，aVR 导联倒置，PR 间期 0.12~0.20s。

（一）窦性心动过速

成人窦性心律在 100~150 次/min，偶有高达 200 次/min，称窦性心动过速。窦性心动过速通常逐渐开始与终止。多数属生理现象，健康人常在吸烟，饮茶、咖啡、酒，剧烈运动或情绪激动等情况下发生。在某些病时也可发生，如发热、甲亢、贫血、心肌缺血、心力衰竭、休克等。应用肾上腺素、阿托品等药物亦常引起窦性心动过速。

一般不需特殊治疗。去除诱发因素和针对原发病作相应处理即可。必要时可应用 β 受体阻滞剂如美托洛尔，减慢心率。

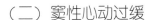

（二）窦性心动过缓

成人窦性心律频率<60 次/min，称窦性心动过缓。常同时伴发窦性心律不齐（不同 PP 间期的差异大于 0.12s）。多见于健康的青年人、运动员、睡眠状态，为迷走神经张力增高所致。

窦性心动过缓一般无症状也不需治疗；病理性心动过缓应针对病因采取相应治疗措施。如因心率过慢而出现症状者则可用阿托品、异丙肾上腺素等药物，但不宜长期使用。症状不能缓解者可考虑心脏起搏治疗。

（三）病态窦房结综合征

简称病窦综合征，是由窦房结病变导致功能障碍，产生多种心律失常的综合表现。轻者为发作性头晕、乏力、心悸、心绞痛等心、脑供血不足的症状，重者可出现阿-斯综合征。

心电图特点：（1）持续而显著的窦性心动过缓；（2）窦性停搏与窦房传导阻滞；（3）窦房传导阻滞与房室传导阻滞并存；（4）心动过缓-心动过速综合征（慢-快综合征），是指心动过缓与房性快速性心律失常（如房性心动过速、心房扑动、心房颤动）交替发作；（5）房室交界区性逸搏心律等。

无症状者应做密切观察，不必治疗；有症状者应选择起搏器治疗。应用起搏器治疗后，病人仍有心动过速发作，则可同时应用抗心律失常的药物。

三、期前收缩

（一）概述

期前收缩，是窦房结以外的异位起搏点兴奋性增高，过早发出冲动引起的心脏搏动，根据异位起搏点部位的不同，可分为房性、房室交界区性和室性期前收缩。

（二）临床表现

偶发的期前收缩一般无特殊症状；部分病人可有漏跳感。当期前收缩频发或连续出现时可出现心悸、胸闷、憋气、乏力、心绞痛等症状。临床听诊心律不齐，期前收缩的第一心音常增强，而第二心音相对减弱甚至消失。

（三）诊断

1. 房性期前收缩

（1）P波提前发生，其形态与窦性P波不同，提前发生的P波。PR间期大于0.12s。

（2）提前的P波后继以形态正常的QRS波；伴室内差异性传导时QRS波可宽大畸形。

（3）代偿间歇不完全。

2. 房室交界性期前收缩

（1）提前出现的QRS-T波群，该QRS-T波形态与正常窦性冲动的QRS-T波群基本相同。

（2）P波为逆行型（在标准Ⅰ、Ⅱ与aVF导联中倒置），可出现在QRS波群之前（PR间期小于0.12 s）、之后（RP间期小于0.20 s）、偶尔可埋没于QRS波群之内。

（3）期前收缩后多见有一完全性代偿间歇。

3. 室性期前收缩

（1）提前出现的QRS波群，时限超过0.12 s，宽大畸形，其前无P波。

（2）ST-T与主波方向相反。

（3）代偿间歇完全。

四、阵发性心动过速

（一）概述

阵发性心动过速是一种快速而规律的异位心律，由三或三个以上连续发生的期前收缩形成。根据异位起搏点的部位不同，可分为房性、房室交界区性和室性心动过速。由于房性与房室交界区性阵发性心动过速在临床上难以区别，故统称为室上性心动过速，简称室上速。室性心动过速简称室速。

（二）临床表现

1. 室上性心动过速的临床特点

突然发作、突然终止，可持续数秒、数小时甚至数日，发作时病人可感心悸、头晕、胸闷、心绞痛，甚至发生心力衰竭、休克。症状轻重取决于发作时的心率及持续时间。听诊心室率可达150~250次/min，大多心律绝对规则，心尖部第一心音强度恒定。

2. 室性心动过速发作时的临床症状轻重表现

室性心动过速发作时的临床症状轻重可因发作时心室率、发作持续时间、基础心脏病变病人的心功能状况而各异。非持续性室速（发作持续时间短于 30s，能自行终止）的病人通常无症状。持续性室速（发作持续时间超过 30s，需应用药物或电复律才能终止）常伴明显血流动力学障碍及心肌缺血，使心、脑、肾等脏器血液供应骤然减少，临床上可出现心绞痛、呼吸困难、少尿、低血压、晕厥、休克甚至猝死。

（三）辅助检查

1. 室上性心动过速

（1）心率 150~250 次/min，节律规则。

（2）QRS 波形态及时限正常（伴有室内差异性传导或原有束支传导阻滞者可增宽）。

（3）P 波为逆行性，常埋藏于 QRS 波群内或位于其终末部分，与 QRS 波群保持恒定关系，往往不易辨认。

（4）起始突然，通常由一个期前收缩触发。

2. 室性心动过速

（1）三个或三个以上的室性期前收缩连续出现。

（2）QRS 波形态畸形，时限大于 0.12 s，有继发性 ST-T 改变，ST-T 波方向常与 QRS 波群主波方向相反。

（3）心室率通常为 100~250 次/min，心律一般规则。

（4）多数情况下，P 波与 QRS 波群无固定关系，形成房室分离。

（5）常可见到心室夺获或室性融合波，是确立室速诊断的最重要依据。

（6）一般发作是突然开始。

（7）根据室速发生时 QRS 波群的形态，可将室速分为单形性室速和多形性室速。

五、扑动与颤动

（一）概述

当自发性异位搏动的频率超过心动过速的范围时，形成扑动或颤动。根据异位搏动起源的部位不同可分为心房扑动与颤动；心室扑动与颤动。心房颤动是仅次于期前收缩的常见心律失常，远较心房扑动多见。心室扑动与颤动是最危重的心律失常。

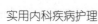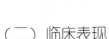

（二）临床表现

1. 心房扑动与颤动

其临床症状取决于心室率的快慢，如心室率不快者可无任何症状，心室率快者则可有心悸、胸闷、头晕、乏力、心绞痛等症状。心房扑动者听诊时心律规则，亦不规则。心房颤动者体检第一心音强弱变化不定，心律绝对不规则，心室率快时有脉搏短绌发生。另外，心房颤动是心力衰竭的最常见诱因之一，还易引起心房内附壁血栓的形成，部分血栓脱落可引起体循环动脉栓塞，常见脑栓塞、肢体动脉栓塞、视网膜动脉栓塞等。

2. 心室扑动与颤动

其临床表现无差别。一旦发生，病人迅速出现意识丧失、抽搐、继之呼吸停顿甚至死亡。听诊心音消失、脉搏触不到、血压也无法测到。

（三）辅助检查

1. 心房扑动

（1）P 波消失，代之以 250～350 次/min 的心房率、间隔均匀、形状相似的锯齿状 F 波，扑动波之间的等电位线消失。

（2）F 波与 QRS 波群成某种固定的比例，最常见的比例为 2∶1 房室传导，有时比例关系不固定，则引起心室律不规则。

（3）QRS 波形态一般正常，伴有室内差异性传导或原有束传导阻滞者 QRS 波群可增宽、变形。

2. 心房颤动

（1）P 波消失，代之以 350～600 次/min 小而不规则的基线波动，间隔不均匀、形态、振幅均变化不定的 f 波。

（2）QRS 波群间隔绝对不规则，心室率通常在每分钟 100～160 次。

（3）QRS 波形态一般正常，伴有室内差异性传导或原有束支传导阻滞者 QRS 波群可增宽、变形。

3. 心室扑动

心电图为匀齐、大而规则的正弦波图形，其频率为每分钟 150～300 次难以区分 QRS-T 波群。

4. 心室颤动

心电图为形态、频率及振幅极不规则的波动，其频率为 150～500 次/分，QRS 波群，

ST 段及 T 波无法辨认。

六、心律失常病人的护理分析

（一）休息与体位

嘱严重心律失常的病人卧床休息，以减肌耗氧量和对交感神经的刺激，当心律失常发作导致病人胸闷、心悸、头晕等不适时采取高卧位、半卧位或其他舒适体位，尽量避免左侧卧位，因左侧卧位时病人常能感觉到心脏的搏动而使不适感加重。卧床期间加强生活护理。作好心理护理，保持情绪稳定。

（二）吸氧

伴有呼吸困难、发绀等缺氧表现时，给予氧气吸入。

（三）心电监护

严密监测心率、心律变化。发现频发（每分钟在 5 次以上）、多源性、成对的或呈 RonT 现象的室性期前收缩、二度 II 型房室传导阻滞、三度房室传导阻滞、室性心动过速等，应立即报告医师，协助采取积极的处理措施。安放监护电极前注意清洁皮肤，电极放置部位应避开胸骨右缘及心前区，以免影响做心电图和紧急电复律；定期更换电极，观察有无局部皮肤发红、发痒等过敏反应，必要时给予抗过敏药物。

（四）做好抢救准备

建立静脉通道，备齐治疗心律失常的药物及其他抢救药品、除颤器、临时起搏器等。

（五）病情监测与处理

监测电解质及酸碱平衡状况，密切观察病人的意识状态、脉率、心率、呼吸、血压、皮肤黏膜状况等；一旦发生猝死的表现如意识突然丧失、抽搐、大动脉搏动消失、呼吸停止、血压测不到等应立即进行抢救，如心脏按压、人工呼吸、电复律或安装临时起搏等。

（六）用药护理

严格按医嘱给予抗心律失常药物，纠正因心律失常引起的心排血量减少，改善机体缺氧状况，提高活动耐力。口服药应按时按量服用，静脉注射药物（如普罗帕酮、维拉帕米）时速度应缓慢，静滴速度严格按医嘱执行。必要时监测心电图，注意用药过程中及用药后的心率、心律、血压、脉搏、呼吸及意识，判断疗效和有无不良反应。

（七）其他

制订活动计划评估病人活动受限的原因、活动方式与活动量，与病人及家属共同制定活动计划，告诉病人限制最大活动量的指征。对无器质性心脏病的良性心律失常病人，鼓励其正常工作和生活，建立健康的生活方式，避免过度劳累。

第三节　心脏瓣膜病病人的护理

一、二尖瓣狭窄

（一）概述

二尖瓣狭窄是风湿性心瓣膜病中最常见的。单纯二尖瓣狭窄约占风心病的 25%。正常成人二尖瓣口面积为 $4\sim6\ cm^2$。瓣口面积减至 $2.0\ cm^2$ 以下为轻度狭窄，瓣口面积小于 1.5 cm^2 为中度狭窄；小至 $1\ cm^2$ 时为重度狭窄。

（二）临床表现

1. 症状代偿期无症状或仅有轻微症状。失代偿期可有以下症状：

（1）呼吸困难

为最常见的早期症状。可随狭窄的加重出现劳力性呼吸困难、静息时呼吸困难、夜间阵发性呼吸困难、端坐呼吸甚至急性肺水肿。

（2）咳嗽

常见，尤其在冬季明显；病人在平卧时出现干咳。右心受累期可表现为食欲下降、恶心、腹胀、少尿、水肿等。

（3）咯血

夜间阵发性呼吸困难或咳嗽后痰呈血性或血丝痰，重度二尖瓣狭窄大咯血可为首发症状。急性肺水肿时咳大量粉红色泡沫样痰。

（4）其他

右心受累期可表现为食欲下降、恶心、腹胀、少尿、水肿等。

2. 体征

重度二尖瓣狭窄常有"二尖瓣面容"，双颧绀红。

（1）二尖瓣狭窄的心脏体征

听诊心尖部可闻及第一心音亢进和开瓣音，提示瓣膜弹性及活动度尚好；如第一心音减弱或开瓣音消失提示瓣叶钙化僵硬；心尖部可闻及局限、不传导的低调的隆隆样舒张中晚期杂音，常可触及舒张期震颤。在舒张晚期，窦性心律时杂音较强，心房颤动时杂音较弱。

（2）肺动脉高压和右心室扩大的心脏体征

肺动脉高压在肺动脉瓣区可闻及第二心音亢进伴分裂。伴肺动脉扩张时可在胸骨左缘第二肋间闻及舒张早期吹风样杂音，称 Gra-ham SteeL 杂音；右心室扩大可见心前区心尖搏动比较弥散，在三尖瓣区可闻及全收缩期吹风样杂音，吸气时加强。

3. 并发症

（1）心房颤动

为早期并发症，一般为病人就诊的首发症状。也可为首次呼吸困难发作的诱发因素以及病人体力活动受限的开始。开始可为阵发性，此后可发展为慢性心房颤动。并成为诱发心力衰竭、栓塞、急性肺水肿的主要原因之一。

（2）栓塞

20%的病人可发生体循环栓塞，以脑动脉栓塞最多见，其次可见于下肢动脉、肠系膜动脉、视网膜中央动脉等。心房颤动、大左心房、栓塞史或心排血量明显降低为其危险因素。

（3）右心衰竭

为晚期常见并发症。临床表现为右心衰竭的症状和体征。

（4）肺部感染

较常见，为诱发心力衰竭的主要原因之一。

（5）急性肺水肿

为重度二尖瓣狭窄的严重并发症，如未及时抢救，往往导致死亡。

（三）辅助检查

1. X 线检查

轻度二尖瓣狭窄时，X 线表现可正常。中、重度狭窄时，左心房增大，肺动脉段突出，心影呈梨形（二尖瓣型），有肺淤血、间质性肺水肿征象，晚期右心室扩大。

2. 心电图

重度二尖瓣狭窄可有"二尖瓣型 P 波"，QRS 波群示电轴右偏和右心室肥厚。可有各类心律失常，以心房颤动最为常见。

3. 超声心动图检查

为明确和量化诊断二尖瓣狭窄的最可靠方法。M 型示 EF 斜率降低，二尖瓣前叶活动曲线双峰消失，呈城墙样改变，前叶与后叶呈同向运动，左心房扩大；二维超声心动图可显示狭窄瓣膜的形态和活动度，测量瓣口面积；彩色多普勒血流显像可实时观察二尖瓣狭窄的射流；食管超声对左心房附壁血栓的检出意义极大。

二、二尖瓣关闭不全

（一）概述

二尖瓣关闭不全常与二尖瓣狭窄同时存在，亦可单独存在。

（二）临床表现

1. 症状

轻度二尖瓣关闭不全仅有较轻的劳力性呼吸困难，严重反流时有心排血量减少，首先出现的突出症状是疲乏无力，呼吸困难出现较晚。

2. 体征

心尖搏动向左下移位，心脏向左下扩大。心尖部第一心音减弱，全收缩期粗糙的高调吹风样杂音，向左腋下、左肩胛下区传导。

3. 并发症

与二尖瓣狭窄相似，但感染性心内膜炎发生率较二尖瓣狭窄，高，而体循环栓塞较二尖瓣狭窄少见。

（三）辅助检查

1. X 线检查

慢性重度反流常见左心房、左心室增大，左心室衰竭时可见肺淤血和间质性肺水肿征。

2. 心电图

主要为左心房增大，部分有左心室肥厚及非特异性 ST-T 改变，心房颤动常见。

3. 超声心动图

脉冲式多普勒超声和彩色多普勒血流显像可在左心房内探及明显收缩期高速射流，诊断二尖瓣关闭不全的敏感性几乎达100%。

4. 放射性核素心室造影

通过左心室与右心室心搏量之比值评估返流程度，该比值>2.5提示严重反流。

5. 左心室造影

通过观察收缩期造影剂反流入左心房的量，为半定量返流程度的"金标准"。

三、主动脉瓣狭窄

（一）概述

正常成人主动脉瓣口面积大于$3.0\ cm^2$，当瓣口面积减小一半时，临床可以代偿，当面积小于$1.0\ cm^2$时临床出现相应症状。

（二）临床表现

1. 症状

出现较晚。呼吸困难、心绞痛和晕厥为典型主动脉狭窄的三联症。

（1）呼吸困难

劳力性呼吸困难为90%的有症状病人的首发症状，进而可发生夜间阵发性呼吸困难、端坐呼吸和急性肺水肿。

（2）心绞痛

见于60%的有症状病人。常由体力活动诱发，休息后缓解，主要由心肌缺血引起。

（3）晕厥

见于30%的有症状病人，多发生于直立、运动中或运动后即刻，少数在休息时发生，由于脑缺血引起。

2. 体征

胸骨左缘第二或第三肋间可闻及响亮的、吹风样、粗糙的收缩期杂音，向颈部、胸骨左下缘和心尖区传导常伴震颤。

3. 并发症

（1）心律失常

约 10% 的病人可发生心房颤动，致左心房内压急剧升高和心排血量明显减少时可出现严重低血压、晕厥或急性肺水肿。

（2）心脏性猝死

一般发生于曾有症状者。

（三）辅助检查

1. X 线检查

可见左心房左心室轻度增大，升主动脉根部常见狭窄后扩张，在侧位透视下可见主动脉瓣钙化灶，左心衰竭时可有肺淤血征象。

2. 心电图

重度狭窄者有左心室肥厚伴继发性 ST-T 改变。可有心房颤动、传导阻滞和室性心律失常。

3. 超声心动图

是确定诊断和判定狭窄程度的重要方法。二维超声心动图探测主动脉瓣异常敏感，有助于确定病因。多普勒超声可测出主动脉瓣口面积及跨瓣压差。

4. 心导管检查

可直接测出左心室与主动脉之间的明显跨瓣压差来判定狭窄程度。

四、主动脉瓣关闭不全

（一）临床表现

1. 症状

慢性早期可无症状，或仅有心悸、心前区不适、头部动脉强烈搏动感等。病变严重时可出现左心衰竭的表现。常有体位性头晕，心绞痛较主动脉瓣狭窄时少见，晕厥罕见。急性重者可出现急性左心衰竭和严重低血压。

2. 体征

急性者常表现心动过速，第一心音减弱，第三心音常见；慢性者为心尖搏动向左下移位，呈抬举性搏动。胸骨左缘第 3、4 肋间可闻及舒张期高调叹气样递减型杂音，向心尖部传导，坐位前倾、深呼气时易听到。重度反流者，常在心尖区听到全舒张中晚期隆隆样杂音，严重的主动脉反流使左心室舒张压快速升高，导致二尖瓣已处于半关闭状态。收缩

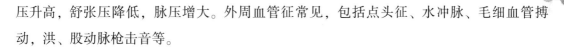

压升高，舒张压降低，脉压增大。外周血管征常见，包括点头征、水冲脉、毛细血管搏动，洪、股动脉枪击音等。

3. 并发症

左心衰竭为其主要并发症，感染性心内膜炎亦较常见，可发生室性心律失常但心脏性猝死少见。

（二）辅助检查

1. X 线检查

急性者可见肺淤血或肺水肿征；慢性者可见心脏外形呈靴型（主动脉型），主动脉弓突出，搏动明显。左心衰竭时有肺淤血征象。

2. 心电图

急性者常见窦性心动过速和非特异性 ST-T 改变，慢性者常见左心室肥厚伴劳损。

3. 超声心动图

M 型示舒张期二尖瓣前叶或室间隔纤细扑动，是主动脉关闭不全的可靠诊断征象；二维超声可示主动脉根部及瓣膜的形态的改变；脉冲多普勒和彩色多普勒血流显像在主动脉瓣的心室侧可探及全舒张期反流束，此为最敏感的确定主动脉瓣反流的方法。

4. 放射性核素心室造影

可测定左心室收缩、舒张末容量和静息、运动射血分数，判断左心室功能。估测反流程度。

5. 主动脉造影

当无创技术不能确定反流程度，并考虑外科治疗时，可行选择性主动脉造影。

五、心脏瓣膜病病人的护理问题及措施

（一）护理问题

（1）体温过高与风湿活动或合并感染有关。

（2）潜在并发症心房颤动、心力衰竭、栓塞。

（3）有感染的危险与机体抵抗力下降有关。

（二）护理措施

1. 病情观察

发热病人每 4 h 测量体温 1 次，注意热型，以协助诊断；观察有无风湿活动的表现，如皮肤环形红斑、皮下结节、关节红肿及疼痛不适等；监测其他生命体征，评估病人有无呼吸困难、乏力、食欲减退、尿少等症状，检查有无肺部湿啰音、肝大、下肢水肿等心力衰竭体征。

2. 饮食与休息

给予高热量、高蛋白、高维生素易消化饮食，以促进机体恢复；急性期及左房内有巨大附壁血栓者应绝对卧床休息，限制活动量，协助生活护理，以减少机体消耗及防止血栓脱落造成其他部位栓塞。病情允许时应鼓励并协助病人翻身、活动下肢、按摩及用温水泡脚或下床，防止下肢深静脉血栓形成，待病情好转后再逐渐增加活动量。避免劳累和情绪激动，以免诱发心力衰竭。

3. 用药护理

遵医嘱给予抗生素、抗风湿、抗心律失常及抗血小板聚集的药物，注意观察各种药物的疗效和副作用，如阿司匹林可导致胃肠道反应、柏油样便、牙龈出血等副作用。体温超过 38.5%：予物理降温，半小时后测量体温并记录降温效果。

4. 降温及基础护理

体温超过 38.5℃予以物理降温，半小时后测量体温并记录降温效果，出汗多的病人及时擦干汗液，勤换衣裤、保持被褥干燥，防止受凉。做好口腔护理，保持口腔清洁。

5. 栓塞的观察与处理

密切观察有无栓塞征象，一旦发生，立即报告医师，给予溶栓、抗凝治疗，配合抢救。

6. 其他

告诉病人及家属在病人施行拔牙、内镜检查、人工流产等手术前，告诉医师自己有风心病史，以便预防性使用抗生素。劝告扁桃体反复发炎者在风湿活动控制后 2~4 个月手术摘除扁桃体。有手术适应证者劝导病人尽早择期手术，以免失去最佳手术时机。

第四节　冠状动脉粥样硬化性心脏病病人的护理

一、概论

冠状动脉粥样硬化性心脏病是指冠状动脉粥样硬化，使血管管腔狭窄、阻塞和（或）因冠状动脉痉挛导致心肌缺血缺氧，甚至坏死而引起的心脏病，简称冠心病，亦称缺血性心脏病。本病多发生在 40 岁以后，男性多于女性，脑力劳动者较多。

（一）病因及发病机制

本病是多病因的疾病，即多种因素作用于不同环节所致。这些因素称为危险因素或易患因素。主要危险因素：血脂异常、高血压、吸烟、糖尿病和糖耐量异常。

其他危险因素：

（1）肥胖（体重超出标准体重 20% 以上）；②缺少体力活动，工作紧张压力大的脑力工作者。

（3）高热量、高胆固醇、高糖和盐食物者。

（4）A 型性格者，性格急躁、好胜心强、经常强迫自己完成工作或任务，不顾休息、不注意劳逸结合者。

（5）年龄在 40 岁以上男性或女性绝经期后；⑥家族遗传等。

（二）临床分型

根据冠状动脉病变的部位、范围及病变严重程度、心肌缺血程度，WHO 将本病分为五种类型：

1. 无症状性心肌缺血

亦称隐匿型冠心病。病人无自觉症状，而静息或负荷试验时心电图有心肌缺血性表现（ST 段压低、T 波低平或倒置），或心肌灌注不足的核素心肌显像表现。

2. 心绞痛

有发作性胸骨后疼痛，为一过性心肌供血不足引起，心肌可无组织形态改变或有纤维化改变。

3. 心肌梗死

由于冠状动脉闭塞以致心肌急性缺血坏死，症状严重，常伴有心力衰竭、心律失常、心源性休克等严重并发症。

4. 缺血性心肌病

临床表现与原发性扩张型心肌病相类似，表现为心脏增大、心力衰竭和心律失常。为长期心肌缺血导致心肌纤维化所致。

5. 猝死

因原发性心脏骤停而猝然死亡，多为缺血心肌局部发生电生理紊乱引起严重室性心律失常所致。

急性冠状动脉综合征包括不稳定型心绞痛、非 ST 段抬高心肌梗死及 ST 段抬高心肌梗死。

二、心绞痛

（一）概述

心绞痛是在冠状动脉狭窄的基础上，由于心肌急剧的、暂时的缺血与缺氧所引起的，以发作性胸痛或胸部不适为主要表现的临床综合征。病人多 40 岁以上，男性多于女性。情绪激动、劳累、饱餐、受凉等为发作诱因。

（二）病因及发病机制

1. 心肌氧耗的多少由心肌收缩强度、心肌张力和心率决定，所以心肌氧耗的指标一般用心率与收缩压的乘积来计算。

2. 心肌能量的产生要求大量的氧供，心肌平时也能最大限度地利用冠脉血流中的氧。因此氧供再需增加时已很难再从血液中更多地摄取氧，只能依靠增加冠脉血流量。

3. 在正常情况下，冠状动脉循环血量会有很大的储备，故正常人不出现心绞痛。

4. 冠状动脉病变导致管腔狭窄或扩张性减弱时，心肌对血液的需求量增加，冠脉血流量不能相应增加来满足心肌代谢的需要，引起心肌急剧的、暂时的缺血缺氧，心绞痛发作。

5. 产生痛觉的原因可能是在缺血缺氧的情况下，心肌内积聚过多的代谢产物，刺激心脏内自主神经的传入神经纤维末梢，传至大脑而产生痛觉。

（三）临床表现

1. 症状

阵发性胸痛或心前区不适是典型心绞痛的特点：

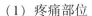

（1）疼痛部位

以胸骨体中段或上段之后可波及心前区，约手掌大小范围，甚至整个前胸，边界表达不清。可放射至左肩、左臂内侧，甚至可达左手无名指和小指，向上放射可至颈、咽部和下颌部。部分病人疼痛部位可不典型。

（2）疼痛性质

常为压迫感、发闷、紧缩感也可为烧灼感，偶可伴有濒死感。病人可因疼痛而被迫停止原来的活动，直至症状缓解。

（3）持续时间

多在 1~5 min 内，一般不超过 15 min。

（4）缓解方式

休息或含服硝酸甘油后几分钟内缓解。

（5）诱发因素

常由于体力劳动或情绪激动时、饱餐、心动过速、休克等情况而诱发。

2. 体征

发作时可有心率增快，暂时血压升高、冷汗、面色苍白、表情焦虑等。有时出现第四或第三心音奔马律。也可有心尖部暂时性收缩期杂音，出现交替脉。

（四）辅助检查

1. 心电图检查

心绞痛发作时常可出现暂时性心肌缺血性的 ST 段压低，有时出现 T 波倒置，偶见 ST 段抬高。运动负荷试验、24 h 动态心电图检查以及心电图连续监测可明显提高缺血性心电图的检出率，已作为常规的检查项目。

2. 冠状动脉造影

管腔直径减少 70%~75% 以上会严重影响冠脉血供。本检查具有确诊价值，并对选择治疗方案及判断预后极为重要。已成为确诊冠心病的主要检查手段。

3. 放射性核素检查

对心肌缺血诊断极有价值。如同时兼作运动负荷试验，则能大大提高诊断的阳性率。

（五）护理措施

1. 一般护理

心绞痛发作时应立即停止活动，同时舌下含服硝酸甘油。缓解期可适当活动，避免剧烈运动，保持情绪稳定。平时携带保健药盒，注意硝酸甘油等药物须避光保存，定期更换，以备急用。秋、冬季外出应注意保暖，以防冠脉收缩，加重心肌缺血。对吸烟病人应鼓励戒烟，以免加重心肌缺氧。

2. 病情观察

了解病人发生心绞痛的诱因，发作时疼痛的部位、性质、持续时间、缓解方式、伴随症状等。发作时应尽可能描记心电图，以明确心肌供血情况。

3. 观察药物不良反应

应用硝酸甘油时，嘱咐病人舌下含服，或嚼碎后含服，应在舌下保留一些唾液，以利药物迅速溶解和吸收。含药后应平卧，以防低血压的发生。服用硝酸酯类药物后常有头胀、面红、头晕、心悸等血管扩张的表现，一般持续用药数天后可自行好转。

4. 饮食护理

宜低热量、低动物脂肪、低胆固醇、少糖、少盐、适量蛋白质、纤维素和丰富的维生素饮食，宜少食多餐，不宜过饱，不饮浓茶、咖啡，避免辛辣刺激性食物。

三、急性心肌梗死

（一）概述

急性心肌梗死是在冠状动脉硬化的基础上，冠状动脉血供应急剧减少或中断，使相应的心肌发生严重持久的缺血导致心肌坏死。

（二）病因与发病机制

基本病因是冠状动脉粥样硬化。当病人的一支或多支冠状动脉管腔狭窄超过75%，一旦狭窄部血管粥样斑块增大、破溃、出血，局部血栓形成、栓塞或出现血管持续痉挛，使管腔完全闭塞，而侧支循环未完全建立；心肌严重而持久的急性缺血达1小时以上，即可发生心肌梗死。

（三）临床表现

与心肌梗死部位、面积的大小、侧支循环情况密切相关。

1. 先兆症状

约有50%~81.2%的病人在起病前数日有乏力、胸部不适、活动时心悸、气急、烦躁/心绞痛等前驱症状。特别是新发生心绞痛及原有心绞痛加重较为突出，表现为发作较以往

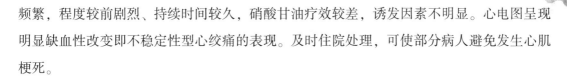

频繁，程度较前剧烈、持续时间较久，硝酸甘油疗效较差，诱发因素不明显。心电图呈现明显缺血性改变即不稳定性型心绞痛的表现。及时住院处理，可使部分病人避免发生心肌梗死。

2. **典型症状**

（1）疼痛

为最早出现的最突出的症状。多发生于清晨安静时，诱因多不明显，疼痛性质和部位与心绞痛相似，但程度较重，常呈难以忍受的压榨、窒息或烧灼样，伴有大汗、烦躁不安、恐惧及濒死感，持续时间可长达数小时或数天，口服硝酸甘油不缓解。部分病人疼痛可向上腹部、下颌、颈部、背部放射而被误诊。少数急性心肌梗死病人可无疼痛，一开始即表现为休克或急性心力衰竭。

（2）全身症状

疼痛后 24~48 h 可出现发热，体温升高至 38T 左右，可持续 3~7 天。伴心动过速、白细胞增高、红细胞沉降率增快。因坏死物被吸收所引起。

（3）胃肠道症状

疼痛剧烈时常伴恶心、呕吐、上腹胀痛和肠胀气，重者可发生呃逆。与坏死心肌刺激迷走神经以及心排血量下降组织器官血液灌注不足有关。

（4）心律失常

见于 75%~95% 的病人，多发生在起病 1~2 天内，尤以 24 h 内最多见。各种心律失常中以室性心律失常最多，尤其是室性期前收缩。频发的、成对出现的、多源性或呈 RonT 现象的室性期前收缩以及短阵室性心动过速常为心室颤动的先兆。心室颤动是心肌梗死病人 24h 内死亡的主要原因。下壁梗死易发生房室传导阻滞。

（5）低血压和休克

疼痛中常见血压下降不一定是休克，而是低血压。但疼痛缓解而病人收缩压仍低于 80 mmHg 并伴有面色苍白、皮肤湿冷、脉细而快、大汗淋漓、烦躁不安、尿量减少，反应迟钝甚至晕厥则为心源性休克。为心肌大面积坏死，心肌收缩无力，心排血量骤减所致。休克多在起病后数小时至一周内发生，发生率约为 20% 左右。

（6）心力衰竭

主要为急性左心衰竭，可在起病初几天内或在梗死演变期出现，为梗死后心肌收缩力显著减弱或不协调所致。其发生率约为 32%~48%。病人表现为呼吸困难、咳嗽、烦躁、发绀等，重者出现肺水肿，随后可发生颈静脉怒张、肝大、水肿等右心衰竭体征。右心室心肌梗死者可一开始即出现右心衰竭表现，伴血压下降。

3. 体征

（1）心脏体征

心脏浊音界可正常或轻中度增大；心率多增快，也可减慢；心尖部第一心音减弱，可闻及第四心音奔马律；部分病人在心尖部可闻及粗糙的收缩期杂音或喀喇音，为二尖瓣乳头肌功能失调或断裂所致；10%~20%病人在起病2~3天出现心包摩擦音，为反应性纤维性心包炎所致。

（2）血压

除急性心肌梗死早期血压可一过性增高外，几乎所有病人都有明显的血压降低。原有高血压的病人，血压可降至正常以下。

（3）其他

当伴有心律失常、休克或心力衰竭时可出现相应的体征。

4. 并发症

（1）乳头肌功能失调或断裂：总发生率可高达50%。

（2）心室壁瘤：主要见于左心室，发生率5%~20%。

（3）栓塞：发生率1%~6%，见于起病后1~2周，如为左心室附壁血栓脱落所致，则引起脑、肾、脾或四肢等动脉栓塞。

（4）心脏破裂：少见。

（5）心肌梗死后综合征：发生率约10%。

（四）辅助检查

1. 心电图改变

（1）特征性改变

①面向坏死区的导联，出现宽而深的异常Q波。

②在面向坏死区周围损伤区的导联，出现ST段抬高呈弓背向上。

③在面向损伤区周围心肌缺氧区的导联，出现T波倒置。

④在背向心肌梗死的导联则出现R波增高、ST段压低、T波直立并增高。

（2）动态性改变

起病数小时后S-T段弓背向上抬高，与直立的T波连接成单向曲线；2天内出现病理性Q波，R波减低；数日后S-T段恢复至基线水平，T波低平、倒置或双向；数周后T波可倒置，病理性Q波永久遗留。

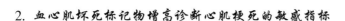

2. 血心肌坏死标记物增高诊断心肌梗死的敏感指标

（1）肌红蛋白起病后 2 h 内升高，12 h 内达到高峰，24~48 h 恢复正常。

（2）肌钙蛋白 I 或 T 起病后 3~4 h 升高。肌钙蛋白 I 11~24 h 达到高峰，7~10 天恢复正常。肌钙蛋白 T 24~48 h 达到高峰，10~14 天恢复正常。

3. 血清心肌酶测定

出现肌酸磷酸激酶同工酶、肌酸磷酸激酶、门冬氨酸氨基转移酶、乳酸脱氢酶升高，其中肌酸磷酸激酶是出现最早、恢复最早的酶。

4. 其他

发病 24~48 h 后白细胞升高（10~20）×10^9/L，中性粒细胞增多，嗜酸性粒细胞减少；红细胞沉降率增快；C 反应蛋白增高。

（五）护理措施

1. 保证身心休息

急性期绝对卧床，减少心肌耗氧，缓解疼痛。避免诱因减少疼痛发作。同时保持环境安静、整齐，减少探视，避免不良刺激，安定病人情绪，保证睡眠。

2. 改善活动耐力

给病人制定逐渐活动计划，限制最大活动量的指标是病人活动后出现呼吸加快或困难、脉搏过快或活动停止后 3 分钟未恢复。如活动时出现血压异常、胸痛、眩晕应停止活动。

3. 病情观察

监测心电图、心率、心律、血压、血流动力学的变化，发现心律失常特别是室性心律失常和严重的房室传导阻滞、休克的发生，及时报告医师处理。观察尿量、意识改变，如尿量>30 mL/h，神志转清，提示休克好转。观察疼痛性质，遵医嘱及时给予止痛药如哌替啶、吗啡、罂粟碱、硝酸甘油等。

4. 防止便秘护理

向病人强调预防便秘的重要性，食用富含纤维食物，注意饮水，遵医嘱长期服用缓泄剂，保证大便通畅。必要时应用润肠剂、低压灌肠等。

5. 饮食护理

合理饮食低热量、低脂、低胆固醇，总热量不宜过高，以维持正常体重为度。少量多餐，多食含纤维素和果胶的食物，避免食用刺激性食品。

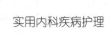

6. 用药护理

应用抗凝药物如阿司匹林、肝素，使用过程中应严密观察有无出血倾向。应用溶栓治疗时应严密监测出凝血时间和纤溶酶原，防止出血，注意观察有无牙龈、皮肤、穿刺点、胃黏膜等浅表小量出血，如有发生可压迫止血。如出现大出血时需立即停止溶栓、输鱼精蛋白、输血。

7. 经皮腔内冠状动脉成形术

术后护理防止出血与血栓形成，停用肝素 4 h 后，复查全血凝固时间，凝血时间在正常范围之内，拔除动脉鞘管，压迫止血，加压包扎，病人继续卧床 24 h，术肢制动。同时，严密观察生命体征，有无胸痛。观察足背动脉搏动情况、鞘管留置部位有无出血、血肿。

8. 健康教育

（1）调整生活方式，缓解压力，克服不良情绪，养成良好生活习惯。避免饱餐、寒冷刺激。洗澡时应注意：不在饱餐和饥饿时洗，水温和体温相当，时间不要过长以免疲劳与缺氧，洗澡时卫生间不上锁，必要时有人陪同。

（2）防治危险因素积极治疗高血压、高血脂、糖尿病、控制体重于正常范围，戒除烟酒等不良嗜好。

（3）了解所服药物作用、副作用，随带药物和保健卡。按时服药、定期复查、终生随诊。

第五节　原发性高血压病人的护理

一、概述

原发性高血压系指病因未明的，以体循环动脉血压升高为主要表现的临床综合征。

（一）病因

1. 体重超重和肥胖或腹型肥胖

中国成人正常体重指数（BMI：kg/m^2）为 19~24，体重指数 ≥24 为超重，≥28 为肥胖。人群体重指数的差别对人群的血压水平和高血压患病率有显著影响。男性腰围 ≥85 cm、女性腰围 ≥80 cm 者高血压的危险为腰围低于此界限者的 3.5 倍。

2. 饮酒

男性持续饮酒者比不饮酒者 4 年内高血压发生危险增加 40%。

3. 膳食高钠盐

大量研究表明，我国北方人群食盐摄入量每人每天约 12～18 g，南方为 7～8g，膳食钠摄入量与血压显著相关性，北方人群血压水平高于南方。

4. 年龄与性别

高血压患病率随年龄而上升，35 岁以后上升幅度较大。性别差异不大，虽然青年时期男性患病率高于女性，但女性绝经期后患病率又稍高于男性。

5. 其他因素

吸烟、长期精神紧张、焦虑、长期的噪声影响等均与高血压的发生有一定关系。

（二）发病机制

1. 中枢神经和交感神经系统的影响

反复的精神刺激和长期的过度紧张使大脑皮质兴奋与抑制过程失调，皮质下血管运动中枢失去平衡，交感神经活动增强，引起全身小动脉收缩，外周血管阻力增加，血压升高。

2. 肾素—血管紧张素—醛固酮系统的影响

由肾小球旁细胞分泌的肾素，可将肝产生的血管紧张素原水解为血管紧张素Ⅰ，再经血管紧张素转换酶的作用转化为血管紧张素Ⅱ，后者有强烈的收缩小动脉平滑肌作用，引起外周阻力增加；还可刺激肾上腺皮质分泌醛固酮，使钠在肾小管中再吸收增加，造成水钠潴留，其结果均使血压升高。

此外，血管内皮系统生成、激活和释放的各种血管活性物质、胰岛素抵抗所致的高胰岛素血症参与发病。

二、临床表现

（一）一般表现

起病缓慢，常有头晕、头痛、耳鸣、颈部紧板、眼花、乏力及失眠，有时可有心悸和心前区不适感等症状，紧张或劳累后加重。但约有 1/5 的病人可无任何症状，在查体或出现心、脑、肾等并发症就诊时发现。

（二）并发症

血压持续性升高，造成脑、心、肾、眼底等损伤，出现相应表现。

1. 脑血管意外

长期高血压，使脑动脉硬化，可发生脑动脉血栓形成和微小动脉瘤，如果动脉瘤破裂则引起脑出血。

2. 心力衰竭

长期高血压，使左室后负荷加重，心肌肥厚与扩大，逐渐进展可出现心力衰竭。长期高血压有利于动脉粥样硬化的形成而发生冠心病。

3. 肾衰竭

长期高血压，使肾小球毛细血管压力增高，引起肾小球的肥大、硬化；同时还引起肾小球通透性增加，进而引起肾小管损害，最终导致肾衰竭。

4. 视网膜改变

视网膜小动脉早期发生痉挛，随发展出现硬化，终可有视网膜动脉狭窄、渗出、出血、视乳头水肿。

三、辅助检查

（1）心电图可见左心室肥厚、劳损。

（2）X线检查胸片可见左心扩大。

（3）超声心动图左心室和室间隔肥厚，左心房和左心室腔增大。

（4）眼底检查有助于对高血压严重程度的了解。

（5）动态血压监测用小型便携式血压记录仪测定24小时血压动态变化，对高血压的诊断有较高的价值。

（6）实验室检查血常规、尿常规、肾功能、血糖、血脂分析等。

四、治疗原则

使血压下降、接近或达到正常范围，预防或延缓并发症的发生，是原发性高血压治疗的目的。

（一）改善生活行为

（1）减轻体重，尽量将体重指数控制在<25。

（2）限制钠盐摄入，每日食盐量不超过 6 g。

（3）补充钙和钾盐。

（4）减少脂肪摄入。

（5）限制饮酒。

（6）低、中度等张运动。

（二）药物治疗

1. 利尿剂

常用呋塞米 20~40 mg，1~2 次/日，主要副作用有电解质紊乱和高尿酸血症。

2. P 受体阻滞剂

常用阿替洛尔 50~200 mg，1~2 次/日，主要副作用有心动过缓和支气管收缩，阻塞性支气管疾病患者禁用。

3. 钙通道阻滞剂

常用硝苯地平 5~20 mg，3 次/日，维拉帕米 40~120 mg，3 次/日，主要副作用有颜面潮红，头痛，长期服用硝苯地平可出现胫前水肿。

4. 血管紧张素转换酶抑制剂（ACEI）

常用卡托普利 12.5~25 mg，2~3 次/日，主要副作用有干咳、味觉异常、皮疹等。

5. 受体阻滞剂

常用哌唑嗪 0.5 mg，2 次/日，逐渐增至 5 mg/次，主要副作用有心悸、头疼及嗜睡。

（三）高血压急症的治疗

应迅速使血压下降，同时也应对靶器官的损害和功能障碍予以处理。

（1）快速降压，首选硝普钠静脉滴注，开始剂量。10-25 μg/min，以后可根据血压情况逐渐加量，直至血压降至安全范围。

（2）硝酸甘油静滴 5~100 μg/min 或硝苯地平舌下含服。

（3）乌拉地尔 10~50 mg/min 静脉滴注。

（4）有高血压脑病时宜给予脱水剂如甘露醇；亦可用快速利尿剂如呋塞米，20~40 mg，静脉注射。

（5）有烦躁、抽搐者则给予地西泮、巴比妥类药物肌注，或水合氯醛保留灌肠。

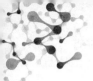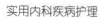

五、护理措施

（一）促进身心休息，提高机体活动能力

轻度高血压可通过调整生活节奏、良好的休息和充足的睡眠而恢复正常。故高血压初期可不限制一般的体力活动，避免重体力活动，保证足够的睡眠。血压较高、症状较多或有并发症的病人应卧床休息，避免体力和脑力的过度兴奋。

（二）高血压脑血管意外病人

应半卧位，避免活动、安定情绪、遵医嘱给予镇静剂，血压增高时遵医嘱静点硝普钠治疗。

（三）心力衰竭病人

给予吸氧 4~6 L/min，有急性肺水肿时可给予 35%乙醇湿化吸氧，6~8 L/min。

（四）用药护理

药物一般从小剂量开始，可联合用药，以增强疗效，减少副作用。应遵医嘱调整剂量，不得自行增减和撤换药物，需长期服药。某些降压药物可有直立性低血压副作用，应指导病人在改变体位时要动作缓慢，当出现头晕、眼花、恶心、眩晕时，应立即平卧，以增加回心血量，改善脑部血液供应。

（五）饮食护理

限制钠盐摄入<6 g/d，可减少水、钠潴留，减轻心脏负荷，降低外周阻力，达到降低血压，改善心功能的目的。

（六）一般护理

减轻体重，特别是向心性肥胖病人，应限制每日摄入总热量，以达到控制和减轻体重的目的。

（七）运动

如跑步、行走、游泳，运动量指标可以为收缩压升高、心率的增快，但舒张压不升高，一段时间后，血压下降，心率增加的幅度下降的运动量。

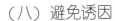

（八）避免诱因

情绪激动、精神紧张、身心过劳、精神创伤等可使交感神经兴奋，血压升高。应指导病人自己控制情绪，调整生活节奏，生活环境应安静，避免噪声刺激和引起精神过度兴奋的活动。寒冷的刺激可使血管收缩，血压升高，冬天外出时注意保暖，室温不宜过低。保持大便通畅，避免剧烈运动和用力咳嗽，以防发生脑血管意外。避免突然改变体位，不用过热的水洗澡和蒸汽浴，禁止长时间站立。

（九）教病人自测血压

每日定时、定位测量血压，定期复查，病情变化时立即就医。如胸痛、水肿、鼻出血、血压突然升高、心悸、剧烈头痛、视物模糊、恶心呕吐、体麻木、偏瘫、嗜睡、昏迷等。

第六章 消化内科疾病的护理

第一节 消化性溃疡的护理

一、护理评估

（一）致病因素

1. 幽门螺杆菌感染

大量研究表明幽门螺杆菌感染是消化性溃疡的主要病因，尤其是十二指肠溃疡。其机制尚未完全阐明，可能是幽门螺杆菌感染通过直接或间接作用于胃、十二指肠黏膜，使黏膜屏障作用削弱，胃酸分泌增加，引起局部炎症和免疫反应，导致胃、十二指肠黏膜损害和溃疡形成。

2. 胃酸和胃蛋白酶

消化性溃疡的最终形成是由于胃酸/胃蛋白酶对黏膜的自身消化所致。胃酸分泌增多不仅破坏胃黏膜屏障，还能激活胃蛋白酶，从而降解蛋白质分子，损伤黏膜，故胃酸在溃疡的形成过程中起关键作用，是溃疡形成的直接原因。

3. 非留体类抗炎药

如阿司匹林、吲哚美辛、糖皮质激素等可直接作用于胃、十二指肠黏膜，损害黏膜屏障，还可抑制前列腺素合成，削弱其对黏膜的保护作用。

4. 其他因素

（1）遗传：O型血人群的十二指肠溃疡发病率高于其他血型。

（2）吸烟：烟草中的尼古丁成分可引起胃酸分泌增加、幽门括约肌张力降低、胆汁及胰液反流增多，从而削弱胃肠黏膜屏障。

（3）胃十二指肠运动异常：胃排空增快，可使十二指肠壶腹部酸负荷增大；胃排空延缓，可引起十二指肠液反流入胃，增加胃黏膜侵袭因素。

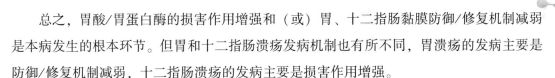

总之，胃酸/胃蛋白酶的损害作用增强和（或）胃、十二指肠黏膜防御/修复机制减弱是本病发生的根本环节。但胃和十二指肠溃疡发病机制也有所不同，胃溃疡的发病主要是防御/修复机制减弱，十二指肠溃疡的发病主要是损害作用增强。

（二）身体状况

临床表现轻重不一，部分患者可无症状或症状较轻，或以出血、穿孔等并发症为首发表现。典型的消化性溃疡有如下临床特点。①慢性病程：病史可达数年至数十年。②周期性发作：发作与缓解交替出现，发作常有季节性，多在秋冬和冬春之交好发。③节律性上腹部疼痛：腹痛与进食之间有明显的相关性和节律性。

1. 症状

（1）上腹部疼痛：为本病的主要症状，疼痛部位多位于中上腹，可偏右或偏左。疼痛性质可为钝痛、胀痛、灼痛、剧痛或饥饿不适感。多数患者疼痛有典型的节律性，胃溃疡疼痛常在餐后 1 h 内发生，至下次餐前消失，即进食-疼痛-缓解，故又称饱食痛；十二指肠溃疡疼痛常在两餐之间发生，至下次进餐后缓解，即疼痛-进食-缓解，故又称空腹痛或饥饿痛，部分患者也可出现午夜痛。

（2）其他：可有反酸、嗳气、恶心、呕吐、腹胀、食欲减退等消化不良的症状，或有失眠、多汗等自主神经功能失调的表现，病程长者可出现消瘦、体重下降和贫血。

2. 体征

溃疡发作期上腹部可有局限性轻压痛，胃溃疡压痛点常位于剑突下稍偏左，十二指肠溃疡压痛点多在剑突下稍偏右。缓解期无明显体征。

3. 并发症

（1）出血：是最常见的并发症。出血引起的临床表现取决于出血的量和速度，轻者仅表现为呕血与黑粪，重者可出现休克征象。

（2）穿孔：急性穿孔是最严重的并发症，常见诱因有饮食过饱、饮酒、劳累、服用非留体类抗炎药等。表现为突发的剧烈腹痛，迅速蔓延至全腹，并出现腹肌紧张、弥漫性腹部压痛、反跳痛，肝浊音界缩小或消失，肠鸣音减弱或消失等体征，部分患者出现休克。慢性穿孔的症状不如急性穿孔剧烈，往往表现为腹痛节律的改变，常放射至背部。

（3）幽门梗阻：多由十二指肠溃疡或幽门管溃疡引起，溃疡急性发作时因炎症水肿可引起暂时性梗阻，慢性溃疡愈合后形成瘢痕可致永久性梗阻。主要表现为上腹胀痛，餐后明显，频繁大量呕吐，呕吐物含酸性发酵宿食。严重呕吐可致脱水和低氯低钾性碱中毒，常继发营养不良和体重减轻，上腹部空腹振水音、胃蠕动波及插胃管抽液量超过 200 mL

是幽门梗阻的特征性表现。

（4）癌变：少数胃溃疡可发生癌变，对有长期胃溃疡病史、年龄在 45 岁以上、胃溃疡上腹痛的节律性消失、症状顽固且经严格内科治疗无效、粪便隐血试验持续阳性者，应考虑癌变，需进一步检查和定期随访。

（三）心理社会状况

由于本病病程长、周期性发作和节律性腹痛，会使患者产生紧张、焦虑或抑郁等情绪，当并发出血、穿孔或癌变时，易产生恐惧心理。

（四）实验室及其他检查

1. 胃镜及胃黏膜活组织检查

胃镜及胃黏膜活组织检查是确诊消化性溃疡首选的检查方法。胃镜检查可直接观察溃疡部位、病变大小和性质，还可在直视下取活组织做病理学检查及幽门螺杆菌检测。

2. X 线钡剂检查

龛影是溃疡的 X 线检查直接征象，对溃疡有确诊价值；激惹和变形等间接征象，提示可能有溃疡的发生。

3. 幽门螺杆菌检测

幽门螺杆菌检测是消化性溃疡诊断的常规检查项目，因为有无幽门螺杆菌感染决定治疗方案的选择。

4. 粪便隐血试验

隐血试验阳性提示溃疡活动期，胃溃疡患者如隐血试验持续阳性，提示癌变的可能。

二、护理诊断及医护合作性问题

1. 疼痛：腹痛与胃酸刺激溃疡面、引起化学性炎症或并发穿孔等有关。

2. 营养失调（低于机体需要量）：与疼痛所致摄食减少或频繁呕吐有关。

3. 焦虑：与溃疡反复发作、迁延不愈或出现并发症使病情加重有关。

4. 潜在并发症：出血、穿孔、幽门梗阻、癌变。

5. 缺乏溃疡病防治知识。

三、治疗及护理措施

（一）治疗要点

本病的治疗目的是消除病因、控制症状、促进溃疡愈合、防止复发和防治并发症。

1. 一般治疗

注意休息，劳逸结合，饮食规律，戒烟、酒，消除紧张、焦虑情绪，停用或慎用非留体类抗炎药等。

2. 药物治疗

（1）降低胃酸药物：有碱性抗酸药和抑制胃酸分泌药 2 大类。

碱性抗酸药：如氢氧化铝、铝碳酸镁及其复方制剂等，能中和胃酸，缓解疼痛，因其疗效差，不良反应较多，现很少应用。

抑制胃酸分泌的药物：①H_2受体拮抗药是临床使用最为广泛的抑制胃酸分泌、治疗消化性溃疡的药物。常用药物有西咪替丁、雷尼替丁和法莫替丁等，4~6 周为 1 个疗程。②质子泵抑制药是目前最强的抑制胃酸分泌药物，其解除溃疡疼痛，促进溃疡愈合的效果优于 H2 受体拮抗药，且能抑制幽门螺杆菌的生长。常用药物有奥美拉唑、兰索拉唑和泮托拉唑等，疗程一般为 6~8 周。

（2）保护胃黏膜药物：常用硫糖铝、枸橼酸铋钾和米索前列醇。

（3）根除幽门螺杆菌药物：对于有幽门螺杆菌感染的消化性溃疡，无论初发或复发、活动或静止、有无并发症，均应予以根除幽门螺杆菌治疗。

3. 手术治疗

对于大量出血经内科治疗无效、急性穿孔、瘢痕性幽门梗阻、胃溃疡疑有癌变、正规内科治疗无效的顽固性溃疡者可选择手术治疗。

（二）护理措施

1. 病情观察

密切观察患者腹痛的规律和特点，与进食、服药的关系，呕吐物及粪便的颜色和性状；监测生命体征及腹部体征的变化。观察患者有无出血、穿孔、幽门梗阻和癌变征象，一旦发现及时通知医师，并配合做好各项护理工作。

2. 生活护理

（1）适当休息：溃疡活动期且症状较重或有并发症者，应适当休息。

（2）饮食护理：基本要求同慢性胃炎。要指导患者进餐定时定量、少食多餐、细嚼慢咽。选择营养丰富、易消化、低脂、适量蛋白质的食物，如脱脂牛奶、鸡蛋和鱼等；主食以面食为主，因其柔软、含碱且易消化，不习惯于面食则以软米饭或米粥代替；避免辛辣、油炸、过酸、过咸食物及浓茶、咖啡等刺激性食物和饮料，以减少胃酸分泌。

3. 药物治疗的护理

严格遵医嘱用药，注意观察药物的疗效及不良反应，并告知患者用药的注意事项。

（1）碱性抗酸药：应在饭后 1 h 和睡前服用，避免与奶制品、酸性食物及饮料同服。氢氧化铝凝胶能阻碍磷的吸收，引起磷缺乏症，长期大量服用还可引起严重便秘；服用镁制剂可引起腹泻。

（2）H_2 受体拮抗药：应在餐中或餐后即刻服用，也可将一日的剂量在睡前顿服，若与抗酸药联用时，两药间隔 1 h 以上。静脉给药时要注意控制速度，避免低血压和心律失常的发生。长期大量应用西咪替丁可出现男性乳房肿胀、性欲减退、腹泻、眩晕、头痛、肌肉痉挛或肌痛、皮疹、脱发，偶见粒细胞减少、精神错乱等。

（3）质子泵抑制药：奥美拉唑可引起头晕，告知患者服药期间避免从事注意力高度集中的工作；兰索拉唑的主要不良反应有荨麻疹、皮疹、瘙痒、头痛、口干、肝功能异常等，不良反应严重时应及时停药，泮托拉唑的不良反应较少，偶有头痛和腹泻。

（4）保护胃黏膜药物：硫糖铝片应在餐前 1 h 服用，可有便秘、口干、皮疹、眩晕、嗜睡等不良反应；米索前列醇可引起子宫收缩，孕妇禁用。

（5）根除幽门螺杆菌药物：应在餐后服用抗生素，尽量减少对胃黏膜的刺激，服药要定时定量，以达到根除幽门螺杆菌的目的。

4. 并发症的护理

（1）穿孔：急性穿孔时，禁食并胃肠减压，做好术前准备工作；慢性穿孔时，密切观察疼痛的性质，指导患者遵医嘱用药。

（2）幽门梗阻：观察患者呕吐物的性状，准确记录出入液量，重者禁食禁水、胃肠减压，及时纠正水、电解质、酸碱平衡紊乱。

（3）重视出血患者的护理。

5. 心理护理

正确评估患者及家属的心理反应，告知患者及家属，经过正规治疗和积极预防，溃疡是可以痊愈的，并说明不良情绪会诱发和加重病情，使患者树立信心、消除紧张、恐惧心理。指导患者心理放松，转移注意力，保持乐观的情绪。

6. 健康指导

（1）疾病知识指导：向患者及家属介绍导致溃疡发生及加重的相关因素；指导患者生活规律，保持乐观的心态，保证充足的睡眠和休息，适当锻炼，提高机体抵抗力；建立合理的饮食习惯和结构，戒除烟酒，避免摄入刺激性食物。

（2）用药指导：指导患者严格遵医嘱正确服药，学会观察药物疗效和不良反应，不可自行停药和减量，以避免溃疡复发；忌用或慎用对胃黏膜有损害的药物，如阿司匹林、咖啡因、糖皮质激素等，若用药后腹痛节律改变或出现并发症应及时就医。

第二节　上消化道出血的护理

一、护理评估

（一）致病因素

引起上消化道大出血的原因众多，既可见于食管、胃、十二指肠、肝、胆、胰等消化道疾病，也可见于全身性疾病。

1. 消化系统疾病

据国内资料统计，引起上消化道大出血常见的5种病因是消化性溃疡、肝门静脉高压症、急性糜烂出血性胃炎、胃癌和胆道出血，其中最常见的病因是消化性溃疡。

2. 全身性疾病

如白血病、血友病、再生障碍性贫血、尿毒症、急性脑血管疾病、脑外伤等亦可引起上消化道大出血。

（二）身体状况

上消化道出血的临床表现主要取决于出血量、出血速度及出血部位。

1. 呕血与黑粪

呕血与黑粪是上消化道出血的特征性表现。一般来说，出血部位在幽门以上者常有呕血和黑粪，但出血量少而速度慢的亦可仅见黑粪；出血部位在幽门以下者多只表现为黑粪，但出血量大、速度快的也可因血液反流入胃而出现呕血。

（1）呕血：胃内储积血量达到250~300 mL可引起呕血。呕血的颜色取决于出血的部位、量和速度。肝硬化食管-胃底静脉曲张破裂出血时，出血量较大且颜色鲜红；少量而缓慢的胃出血或其他部位出血在胃内停留较久者，因血液中血红蛋白经胃酸作用形成正铁血红素，呕出的血液常呈暗褐色或咖啡色。

（2）黑粪：每日出血量超过 50 mL 可出现黑粪，系血红蛋白中的铁与肠内硫化物形成硫化铁所致。典型黑粪质软、发亮，呈柏油样；如出血量大、速度快、肠蠕动加速时，大便也可呈暗红或鲜红色。

2. 周围循环衰竭

一次出血量不超过 400 mL，大多无全身症状，若出血量大且速度快者，可出现低血容量性周围循环衰竭，其程度轻重取决于出血的量和速度。

（1）轻度出血：出血量低于 500 mL，可仅表现为头晕、乏力。

（2）中度出血：出血量 1 000 mL 左右，患者可有烦躁、口渴、出汗、心悸、尿少、心率增快、血压偏低等。

（3）重度出血：出血量超过 1 500 mL，可有失血性休克表现，患者出现烦躁不安或神志不清、呼吸急促、面色苍白、口唇发绀、四肢湿冷、尿量减少、血压显著降低、脉压变小、心率明线加快。

3. 发热

多数患者于大出血后 24 h 内出现发热，多为低热或中度发热，一般不超过 38.5℃，可持续 3~5 d。引起发热的机制尚不清楚，可能与周围循环衰竭致体温调节中枢功能障碍、大出血后吸收热等有关。

（三）心理社会状况

患者由于大量呕血、黑粪、明显全身症状而紧张、焦虑、恐惧，甚至有悲观情绪。

（四）实验室及其他检查

1. 实验室检查

（1）血象改变：上消化道大出血 6~12 h 后可有红细胞和血红蛋白降低、白细胞和网织红细胞增高；出血停止后，白细胞和网织红细胞可逐渐恢复正常。肝硬化所致上消化道大出血因常伴有脾功能亢进，白细胞和血小板多偏低。

（2）血尿素氮升高：又称为肠源性氮质血症。主要是肠道中血液的蛋白质消化产物被吸收，使血中尿素氮浓度增高，常在出血后数小时开始上升，24~48h 达高峰，如无继续出血，3~4 d 可降至正常。

（3）粪便隐血试验、肝、肾功能检查等，可协助病因诊断。

2. 内镜检查

内镜检查是明确上消化道出血病因的首选检查方法。一般在出血后 24~48 h 进行紧急内镜检查，既可明确病变部位与性质，还可进行局部止血治疗。

3. X 线检查

对内镜检查未能确诊而又反复出血者，可采用选择性动脉造影如腹腔动脉、肠系膜上动脉造影确定诊断，对疑似消化性溃疡出血者可选择钡剂检查，但须在出血停止及病情稳定数天后进行。

4. 其他

如 B 超检查、吞线试验等。

二、护理诊断及医护合作性问题

1. 体液不足：与上消化道大量出血有关。
2. 活动无耐力：与失血性贫血、周围循环衰竭致组织缺血有关。
3. 有受伤的危险：与气囊长时间压迫食管胃底黏膜有关。
4. 有窒息的危险：与呕血反流入气管、双气囊三腔管阻塞气道有关。
5. 潜在并发症：低血容量性休克、急性肾衰竭。
6. 恐惧：与呕血、黑粪、失血性休克严重威胁健康有关。
7. 缺乏上消化道大出血的应对知识。

三、治疗及护理措施

（一）治疗要点

1. 积极补充血容量

临床表现有低血容量性休克时，应立即开放静脉，迅速补充血容量。输液初始速度宜快，可先滴注生理盐水、右旋糖酐或其他血浆代用品，同时进行血型鉴定和交叉配血，如失血量大或继续出血，应及时输注血浆或全血。肝硬化患者应输新鲜血液，因为库存血中含氨较高，输注后易诱发肝性脑病。

2. 迅速止血

（1）药物止血：①H2 受体阻滞剂和质子泵抑制药：可抑制胃酸分泌，提高胃内 pH，适用于消化性溃疡或急性胃黏膜损害所致的出血，常用西咪替丁 400 mg 或雷尼替丁 50 mg

静脉滴注，或奥美拉唑 40 mg 静脉注射，每 6~8 h 一次。②去甲肾上腺素：将去甲肾上腺素 8 mg 加入 100 mL 冷生理盐水中，分次口服，或经胃管注入胃内，适用于胃及十二指肠病变出血。③垂体后叶素：可降低肝门静脉血流量和压力，主要用于肝门静脉高压所致的上消化道出血。常用垂体后叶素 10 U 加入 5% 葡萄糖液 200 mL 中缓慢静脉滴注，每日应用不超过 3 次。合并高血压、冠心病者及孕妇禁用。④生长抑素：能收缩内脏血管，减少门静脉血流，多用于食管胃底静脉曲张破裂出血。一般选用奥曲肽、思他宁等。⑤其他：可酌情选用凝血酶、云南白药、三七粉等。

（2）内镜直视下止血：对内镜检查时发现活动性出血部位的，可经内镜对出血灶进行高频电凝、激光和微波止血，也可行硬化剂注射治疗法、局部喷洒止血药物或圈套结扎曲张静脉止血等。

（3）双气囊三腔管压迫止血：主要适用于食管胃底静脉曲张破裂出血，气囊持续压迫最长时间不超过 24 h。目前双气囊三腔管压迫止血已逐渐被内镜直视下注射硬化剂和圈套结扎曲张静脉止血等方法所代替。

（4）手术治疗：上消化道大出血经内科治疗无效时，可行紧急手术治疗。

（二）护理措施

1. 病情观察

密切观察患者呕血与黑粪的变化特点、生命体征、神志、皮肤温度和色泽、静脉充盈情况及尿量的变化，并准备记录 24 h 出入液量。随时了解患者实验室检查结果，有条件时监测中心静脉压，准确判断有无继续出血和周围循环衰竭。发现患者有休克表现时，立即报告医师并协助处理。

2. 生活护理

（1）休息与体位：大出血患者应卧床休息，呕血时取半卧位或侧卧位，避免误吸。休克患者宜取头和躯干抬高 20°~30°、下肢抬高 15°~20° 的体位，以增加回心血量。

（2）饮食：食管胃底静脉曲张破裂出血、严重呕血或伴有剧烈呕吐者，应暂禁食。少量出血且无呕吐者，尤其是消化性溃疡所致出血，一般不需禁食，可适当给予清淡、易消化、无刺激流质或半流质饮食，可中和胃酸，促进溃疡愈合。

（3）口腔及皮肤护理：及时清理呕吐物，呕血停止后协助患者漱口，保持口腔清洁。及时擦拭皮肤汗液，注意保温，保持衣服被褥清洁干燥、平整松软，避免压疮。

3. 药物治疗的护理

（1）迅速建立静脉通道，做好输液、配血、备血及输血准备，遵医嘱尽快补充血容量。

（2）输液初始速度宜快，有条件可测定中心静脉压作为调整输液量和速度的依据，避免因输液输血过多、过快而引起急性肺水肿。

（3）配合医师采取各种止血措施，观察治疗效果及不良反应。应用垂体后叶素止血的患者，应注意静脉滴注的速度，观察有无恶心、腹痛、便意、心悸、面色苍白等不良反应。

4. 双气囊三腔管压迫止血的护理

（1）术前准备：①患者准备：向患者解释插管的目的，告知患者术中配合方法，教会患者做吞咽动作和深呼吸。②用物准备：双气囊三腔管、液状石蜡、生理盐水、注射器、止血钳、弹簧夹、牵引架、滑轮、拉绳、牵引物、纱布、胶布、治疗盘、血压计等。③检查双气囊三腔管性能：检查管道是否通畅；向胃气囊和食管气囊分别注气 200~300 mL、100~150 mL，用弹簧夹夹住管口后仔细检查气囊有无变形、损坏或漏气；检查漏气较可靠的方法是放入水中，察看有无气泡逸出。

（2）术中配合：插管时当管端到达咽喉部时嘱患者做吞咽动作；向气囊内注气时注意观察患者，如有呛咳、呼吸困难、胸闷等，应暂停插管或重新插管；协助医师进行注气压迫、牵引固定。

（3）术后护理：①密切观察病情变化：经常抽吸胃液，观察其颜色和量，判断出血是否停止，如有新鲜血液，说明压迫止血效果不好，应检查牵引松紧或气囊压力，并做适当调整；患者出现恶心、胸骨下不适或频发期前收缩，可能是胃气囊进入食管下段挤压心脏，应及时检查调整；患者突然出现呼吸困难或窒息，可能是胃气囊充气不足或破裂、食管气囊上移阻塞喉部，应立即放出食管气囊内气体。②检测气囊内压，定时放气：每 4~6 h 监测 1 次气囊内压，气囊内压降低时应抽尽囊内气体，重新注气。双气囊三腔管放置 24 h 后，食管气囊应放气 15~30 min，同时放松牵引，并将双气囊三腔管稍向胃内送入，以解除胃底贲门受压，然后再充气牵引，避免局部黏膜因受压过久而糜烂、坏死。③口、鼻腔清洁：嘱患者不要将唾液、痰液咽下，以免误入气管引起吸入性肺炎；每日 2 次向鼻腔滴入少量液状石蜡，以免双气囊三腔管黏附于鼻黏膜。④饮食护理：出血停止后，可从胃管腔注入少量流质饮食。⑤拔管护理：一般压迫 2~3 d 后，若出血停止可考虑拔管。先放松牵引，放出气囊内气体，留管继续观察 24 h，未再出血即可拔管。拔管前口服液状石蜡 20~30 mL，使黏膜与管外壁润滑后，再缓慢拔出。继续出血者可适当延长置管时间。拔管后仍应密切观察病情，如有出血征象，可再次置管压迫止血。

5. 心理护理

细致观察患者的心理变化，耐心做好各种解释工作，各项护理操作及时准确；稳定患者情绪，消除患者及其家属的疑虑，使其产生安全感和信任感，更好地配合治疗及护理。

6. 健康指导

（1）向患者和家属介绍上消化道出血的病因、诱因、治疗、预防和护理、呕血与黑粪的识别等知识，积极预防再出血，发现异常及时就诊。

（2）注意饮食卫生，定时规律进餐，避免进食粗糙和刺激性食物，禁饮烈酒、浓茶、咖啡等。

（3）避免服用损害胃肠道黏膜的药物，如阿司匹林、吲哚美辛、肾上腺皮质激素等。

（4）保持乐观情绪，合理安排休息与活动，避免长期精神紧张。

（5）积极治疗原发病，避免各种诱发因素。

第三节 慢性胃炎的护理

一、护理评估

（一）致病因素

1. 幽门螺杆菌感染

幽门螺杆菌感染是慢性浅表性胃炎最主要的病因。幽门螺杆菌具有鞭毛，其分泌的黏液素可直接侵袭胃黏膜，释放的尿素酶可分解尿素产生 NH_3 中和胃酸，从而既有利于幽门螺杆菌在胃黏膜定居和繁殖，又损伤上皮细胞膜；幽门螺杆菌产生的细胞毒素还可引起炎症反应和菌体壁诱导自身免疫反应的发生，导致胃黏膜慢性炎症。

2. 饮食因素

高盐饮食，长期饮烈酒、浓茶、咖啡，摄取过热、过冷、过于粗糙的食物等，均易引起慢性胃炎。

3. 自身免疫

患者血液中存在自身抗体，如抗壁细胞抗体和抗内因子抗体，可使壁细胞数目减少，胃酸分泌减少或缺失，还可使维生素 B12 吸收障碍导致恶性贫血。

4. 其他因素

各种原因引起的十二指肠液反流入胃，削弱或破坏胃黏膜的屏障功能；老年胃黏膜退行性病变；胃黏膜营养因子缺乏，如胃泌素缺乏；服用非甾体类抗炎药等，均可引起慢性胃炎。

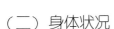

（二）身体状况

慢性胃炎起病缓慢，病程迁延，常反复发作，缺乏特异性症状。由幽门螺杆菌感染引起的慢性胃炎患者多数无症状；部分患者有上腹不适、腹部隐痛、腹胀、食欲减退、恶心和呕吐等消化不良的表现；少数患者可有少量上消化道出血；自身免疫性胃炎患者可出现明显厌食、体重减轻和贫血。体格检查可有上腹部轻压痛。

（三）心理社会状况

病情反复、病程迁延不愈可使患者出现烦躁、焦虑等不良情绪。

（四）实验室及其他检查

1. 胃镜及活组织检查

胃镜及活组织检查是诊断慢性胃炎最可靠的方法。慢性浅表性胃炎可见红斑（点、片状或条状）、黏膜粗糙不平、出血点或出血斑；慢性萎缩性胃炎可见黏膜呈颗粒状、黏膜血管显露、色泽灰暗、皱襞细小。

2. 幽门螺杆菌检测

可通过侵入性（如快速尿素酶试验、组织学检查和幽门螺杆菌培养等）和非侵入性方法检测幽门螺杆菌。

3. 胃液分析

自身免疫性胃炎时，胃酸缺乏；多灶萎缩性胃炎时，胃酸分泌正常或偏低。

4. 血清学检查

自身免疫性胃炎时，血清抗壁细胞抗体和抗内因子抗体可呈阳性，血清胃泌素水平明显升高；多灶萎缩性胃炎时，血清胃泌素水平正常或偏低。

二、护理诊断及医护合作性问题

1. 疼痛：腹痛与胃黏膜炎性病变有关。

2. 营养失调，低于机体需要量：与厌食、消化吸收不良等有关。

3. 焦虑：与病情反复、病程迁延有关。

4. 潜在并发症：癌变。

5. 知识缺乏：缺乏对慢性胃炎病因和预防知识的了解。

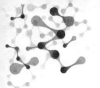

三、治疗及护理措施

（一）治疗要点

治疗原则是积极祛除病因，根除幽门螺杆菌感染，对症处理，防治癌前病变。

1. 病因治疗

根除幽门螺杆菌感染：目前多采用的治疗方案是以胶体铋剂或质子泵抑制药为基础加上 2 种抗生素的三联治疗方案。如常用奥美拉唑或枸橼酸铋钾，与阿莫西林及甲硝唑或克拉霉素 3 种药物联用，2 周为 1 个疗程。治疗失败后再治疗比较困难，可换用 2 种抗生素，或采用胶体铋剂和质子泵抑制药合用的四联疗法。

其他病因治疗：因非留体类抗炎药引起者，应立即停药并给予制酸药或硫糖铝；因十二指肠液反流引起者，应用硫糖铝或氢氧化铝凝胶吸附胆汁；因胃动力学改变引起者，应给予多潘立酮或莫沙必利等。

2. 对症处理

有胃酸缺乏和贫血者，可用胃蛋白酶合剂等以助消化；对于上腹胀满者，可选用胃动力药、理气类中药；有恶性贫血时可肌内注射维生素 B_{12}。

3. 胃黏膜异型增生的治疗

异型增生是癌前病变，应定期随访，给予高度重视。对不典型增生者可给予维生素 C、维生素 E、β-胡萝卜素、叶酸和微量元素硒可预防胃癌的发生；对已经明确的重度异型增生可手术治疗，目前多采用内镜下胃黏膜切除术。

（二）护理措施

1. 病情观察

主要观察有无上腹不适、腹胀、食欲减退等消化不良的表现；观察腹痛的部位、性质，呕吐物与大便的颜色、量及性状；评估实验室及胃镜检查结果。

2. 饮食护理

营养状况评估：观察并记录患者每日进餐次数、量和品种；以了解机体的营养摄入状况。定期监测体重，监测血红蛋白浓度、血清蛋白等有关营养指标的变化。

制定饮食计划：①与患者及其家属共同制定饮食计划，以营养丰富、易消化、少刺激为原则。②胃酸低者可适当食用刺激胃酸分泌或酸性的食物，如浓肉汤、鸡汤、山楂、食醋等；胃酸高者应指导患者避免食用酸性和多脂肪食物，可进食牛奶、菜泥、面包等。③

鼓励患者养成良好的饮食习惯，进食应规律，少食多餐，细嚼慢咽。④避免摄入过冷、过热、过咸、过甜、辛辣和粗糙的食物，戒除烟酒。⑤提供舒适的进餐环境，改进烹饪技巧，保持口腔清洁卫生，以促进患者的食欲。

3. 药物治疗的护理

严格遵医嘱用药，注意观察药物的疗效及不良反应。

枸橼酸铋钾：宜在餐前半小时服用，因其在酸性环境中方起作用；服药时要用吸管直接吸入，防止将牙齿、舌染黑；部分患者服药后出现便秘或黑粪，少数患者有恶心、一过性血清转氨酶升高，停药后可自行消失，极少数患者可能出现急性肾衰竭。

抗菌药物：服用阿莫西林前应详细询问患者有无青霉素过敏史，用药过程中要注意观察有无变态反应的发生；服用甲硝唑可引起恶心、呕吐等胃肠道反应及口腔金属味、舌炎、排尿困难等不良反应，宜在餐后半小时服用。

多潘立酮及西沙必利：应在餐前服用，不宜与阿托品等解痉药合用。

4. 心理护理

护理人员应主动安慰、关心患者，向患者说明不良情绪会诱发和加重病情，经过正规的治疗和护理慢性胃炎可以康复。

5. 健康指导

向患者及家属介绍本病的有关知识、预防措施等；指导患者避免诱发因素，保持愉快的心情，生活规律，养成良好的饮食习惯，戒除烟酒；向患者介绍服用药物后可能出现的不良反应，指导患者按医嘱坚持用药，定期复查，如有异常及时复诊。

第四节　病毒性肝炎的护理

一、甲型病毒性肝炎

甲型病毒性肝炎旧称流行性黄疸或传染性肝炎，早在 8 世纪就有记载。目前全世界有40 亿人口受到该病的威胁。近年对其病原学和诊断技术等方面的研究进展较大，并已成功研制出甲型肝炎病毒减毒活疫苗和灭活疫苗，可有效控制甲型肝炎的流行。

（一）病因

甲型肝炎传染源是患者和亚临床感染者。潜伏期后期及黄疸出现前数日传染性最强，黄疸出现后 2 周粪便仍可能排出病毒，但传染性已明显减弱。本病无慢性甲肝病毒（HAV）携带者。

（二）诊断要点

甲型病毒性肝炎主要依据流行病学资料、临床特点、常规实验室检查和特异性血清学诊断。流行病学资料应参考当地甲型肝炎流行疫情，病前有无肝炎患者密切接触史及个人、集体饮食卫生状况。急性黄疸型病例黄疸期诊断不难。在黄疸前期获得诊断称为早期诊断，此期表现似"感冒"或"急性胃肠炎"，如尿色变为深黄色应疑及本病。急性无黄疸型及亚临床型病例不易早期发现，诊断主要依赖肝功能检查。根据特异性血清学检查可作出病因学诊断。凡慢性肝炎和重型肝炎，一般不考虑甲型肝炎的诊断。

1. 分型

甲型肝炎潜伏期为 2~6 周，平均 4 周，临床分为急性黄疸型（AIH）、急性无黄疸型和亚临床型。

（1）急性黄疸型：①黄疸前期：急性起病，多有畏寒发热，体温 38℃左右，全身乏力，食欲缺乏，厌油、恶心、呕吐，上腹部饱胀不适或腹泻。少数病例以上呼吸道感染症状为主要表现，偶见荨麻疹，继之尿色加深。本期一般持续 5~7d。②黄疸期：热退后出现黄疸，可见皮肤巩膜不同程度黄染。肝区隐痛，肝大，触之有充实感，伴有叩痛和压痛，尿色进一步加深。黄疸出现后全身及消化道症状减轻，否则可能发生重症化，但重症化者罕见。本期持续 2~6 周。③恢复期：黄疸逐渐消退，症状逐渐消失，肝脏逐渐回缩至正常，肝功能逐渐恢复。本期持续 2~4 周。

（2）急性无黄疸型：起病较缓慢，除无黄疸外，其他临床表现与黄疸型相似，症状一般较轻。多在 3 个月内恢复。

（3）亚临床型：部分患者无明显临床症状，但肝功能有轻度异常。

（4）急性淤胆型：本型实为黄疸性肝炎的一种特殊形式，特点是肝内胆汁淤积性黄疸持续较久，消化道症状轻，肝实质损害不明显。而黄疸很深，多有皮肤瘙痒及粪色变浅，预后良好。

2. 实验室检查

（1）常规检查：外周血白细胞总数正常或偏低，淋巴细胞相对增多，偶见异型淋巴细胞，一般不超过 10%，这可能是淋巴细胞受病毒抗原刺激后发生的母细胞转化现象。黄疸前期末尿胆原及尿胆红素开始呈阳性反应，是早期诊断的重要依据。血清丙氨酸氨基转移酶（ALT）于黄疸前期早期开始升高，血清胆红素在黄疸前期末开始升高。血清 ALT 高峰在血清胆红素高峰之前，一般在黄疸消退后一至数周恢复正常。急性黄疸型血浆球蛋白常见轻度升高，但随病情恢复而逐渐恢复。急性无黄疸型和亚临床型病例肝功能改变以单项ALT 轻中度升高为特点。急性淤胆型病例血清胆红素显著升高而 ALT 仅轻度升高，两者形成明显反差，同时伴有血清 A LP 及 GGT 明显升高。

（2）特异性血清学检查：特异性血清学检查是确诊甲型肝炎的主要指标。血清 IgM 型甲型肝炎病毒抗体（抗-HAV-IgM）于发病数日即可检出，黄疸期达到高峰，一般持续 2～4 个月，以后逐渐下降乃至消失。目前临床上主要用酶联免疫吸附法（E LISA）检查血清抗-HAV-IgM，以作为早期诊断甲型肝炎的特异性指标。血清抗-HAV-IgM 出现于病程恢复期，较持久，甚至终生阳性，是获得免疫力的标志，一般用于流行病学调查。新近报道应用线性多抗原肽包被进行 E LISA 检测 HAV 感染，其敏感性和特异性分别高于 90%和 95%。

（三）鉴别要点

本病需与药物性肝炎、传染性单核细胞增多症、钩端螺旋体病、急性结石性胆管炎、原发性胆汁性肝硬化、妊娠期肝内胆汁淤积症、胆总管梗阻、妊娠急性脂肪肝等鉴别。其他如血吸虫病、肝吸虫病、肝结核、脂肪肝、肝淤血及原发性肝癌等均可有肝大或 ALT 升高，鉴别诊断时应加以考虑。与乙型、丙型、丁型及戊型病毒型肝炎急性期鉴别除参考流行病学特点及输血史等资料外，主要依据血清抗-HAV-IgM 的检测。

（四）规范化治疗

急性期应强调卧床休息，给予清淡而营养丰富的饮食，外加充足的 B 族维生素及维生素 C。进食过少及呕吐者，应每日静脉滴注 10%的葡萄糖液 1000～1500 mL，酌情加入能量合剂及 10%氯化钾。热重者可服用茵陈蒿汤、栀子柏皮汤加减；湿重者可服用茵陈胃苓汤加减；湿热并重者宜用茵陈蒿汤和胃苓汤合方加减；肝气郁结者可用逍遥散；脾虚湿困者可用平胃散。

二、乙型病毒性肝炎

慢性乙型病毒性肝炎是由乙型肝炎病毒感染致肝脏发生炎症及肝细胞坏死，持续 6 个月以上而病毒仍未被清除的疾病。我国是慢性乙型病毒性肝炎的高发区，人群中约有9.09%为乙型肝炎病毒携带者。该疾病呈慢性进行性发展，间有反复急性发作，可演变为肝硬化、肝癌或肝功能衰竭等，严重危害人民健康，故对该疾病的早发现、早诊断、早治疗很重要。

（一）病因

1. 传染源

传染源主要是有 HBV DNA 复制的急、慢性患者和无症状慢性 HBV 携带者。

2. 传播途径

主要通过血清及日常密切接触而传播。血液传播途径除输血及血制品外，可通过注射，刺伤，共用牙刷、剃刀及外科器械等方式传播，经微量血液也可传播。由于患者唾液、精液、初乳、汗液、血性分泌物均可检出 HBsAg，故密切的生活接触可能是重要传播途径。所谓"密切生活接触"可能是由于微小创伤所致的一种特殊经血传播形式，而非消化道或呼吸道传播。另一种重要的传播方式是母婴传播（垂直传播）。生于 HBsAg/HBeAg 阳性母亲的婴儿，HBV 感染率高达 95%，大部分在分娩过程中感染，低于 10%~20%可能为宫内感染。因此，医源性或非医源性经血液传播，是本病的传播途径。

3. 易感人群

感染后患者对同一 HBsAg 亚型 HBV 可获得持久免疫力。但对其他亚型免疫力不完全，偶可再感染其他亚型，故极少数患者血清抗-HBs（某一亚型感染后）和 HBsAg（另一亚型再感染）可同时阳性。

（二）诊断要点

急性肝炎病程超过半年，或原有乙型病毒性肝炎或 HBsAg 携带史，本次又因同一病原再次出现肝炎症状、体征及肝功能异常者可以诊断为慢性乙型病毒性肝炎。发病日期不明或虽无肝炎病史，但肝组织病理学检查符合慢性乙型病毒性肝炎，或根据症状、体征、化验及 B 超检查综合分析，亦可作出相应诊断。

1. 分型

据 HBeAg 可分为 2 型。

（1）HBeAg 阳性慢性乙型病毒性肝炎：血清 HBsAg、HBVDNA 和 HBeAg 阳性，抗-HBe 阴性，血清 ALT 持续或反复升高，或肝组织学检查有肝炎病变。

（2）HBeAg 阴性慢性乙型病毒性肝炎：血清 HBsAg 和 HBVDNA 阳性，HBeAg 持续阴性，抗-HBe 阳性或阴性，血清 ALT 持续或反复异常，或肝组织学检查有肝炎病变。

2. 分度

根据生化学试验及其他临床和辅助检查结果，可进一步分 3 度。

（1）轻度：临床症状、体征轻微或缺如，肝功能指标仅 1 或 2 项轻度异常。

（2）中度：症状、体征、实验室检查居于轻度和重度之间。

（3）重度：有明显或持续的肝炎症状，如乏力、尿黄、便溏等，伴有肝病面容、肝掌、蜘蛛痣、脾大，并排除其他原因，且无门静脉高压症者。实验室检查血清 ALT 和（或）AST 反复或持续升高，清蛋白降低或 A/G 比值异常，球蛋白明显升高。除前述条件外，凡清蛋白不超过 32 g/L，胆红素大于 5 倍正常值上限，凝血酶原活动度为 40%~60%，胆碱酯酶低于 2500 U/L，4 项检测中有 1 项达上述程度者即可诊断为重度慢性肝炎。

3. B 超检查结果可供慢性乙型病毒性肝炎诊断参考

（1）轻度：B 超检查肝脾无明显异常改变。

（2）中度：B 超检查可见肝内回声增粗，肝脏和（或）脾脏轻度肿大，肝内管道（主要指肝静脉）走行多清晰，门静脉和脾静脉内径无增宽。

（3）重度：B 超检查可见肝内回声明显增粗，分布不均匀；肝表面欠光滑，边缘变钝；肝内管道走行欠清晰或轻度狭窄、扭曲；门静脉和脾静脉内径增宽；脾大；胆囊有时可见"双层征"。

4. 组织病理学诊断

包括病因（根据血清或肝组织的肝炎病毒学检测结果确定病因）、病变程度及分级分期结果。

（三）鉴别要点

本病应与慢性丙型病毒性肝炎、嗜肝病毒感染所致肝损害、酒精性及非酒精性肝炎、药物性肝炎、自身免疫性肝炎、肝硬化、肝癌等鉴别。

（四）规范化治疗

1. 治疗的总体目标

最大限度地长期抑制或消除乙肝病毒，减轻肝细胞炎症坏死及肝纤维化，延缓和阻止疾病进展，减少和防止肝脏失代偿、肝硬化、肝癌及其并发症的发生，从而改善生活质量和延长存活时间。主要包括抗病毒、免疫调节、抗炎保肝、抗纤维化和对症治疗，其中抗病毒治疗是关键，只要有适应证，且条件允许。就应进行规范的抗病毒治疗。

2. 抗病毒治疗的一般适应证

①HBV DNA≥$2×10^4$U/mL（HBeAg 阴性者为不低于 $2×10^3$U/mL）。②ALT≥2×ULN；如用干扰素治疗，ALT 应不高于 10×ULN，血总胆红素水平应低于 2×ULN。③如 ALT<2×

ULN，但肝组织学显示 KnodeLL HAL≥4，或≥G2。

具有①并有②或③的患者应进行抗病毒治疗；对达不到上述治疗标准者，应监测病情变化，如持续 HBV DNA 阳性，且 ALT 异常，也应考虑抗病毒治疗。ULN 为正常参考值上限。

3. HBeAg 阳性慢性乙型肝炎患者

对于 HBV DNA 定量不低于 $2×10^4U/mL$，ALT 水平不低于 $2×ULN$ 者，或 ALT<$2×$ULN，但肝组织学显示 KnodeLL HAL≥4，或≥G2 炎症坏死者，应进行抗病毒治疗。可根据具体情况和患者的意愿，选用 IFN-仪，ALT 水平应低于 $10×ULN$，或核苷（酸）类似物治疗。对 HBV DNA 阳性但低于 $2×10^4U/mL$ 者，经监测病情 3 个月，HBV DNA 仍未转阴，且 ALT 异常，则应抗病毒治疗。

4. HBeAg 阴性慢性乙型肝炎患者

HBV DNA 定量不低于 $2×10^3U/mL$，ALT 水平不低于 $2×ULN$ 者，或 ALT<2ULN，但肝组织学检查显示 KnodeLL HAI≥4，或≥G2 炎症坏死者，应进行抗病毒治疗。由于难以确定治疗终点，因此，应治疗至检测不出 HBVDNA（PCR 法），ALT 复常。此类患者复发率高，疗程宜长，至少为 1 年，因需要较长期治疗，最好选用 IFN-α（ALT 水平应低于 $10×$ULN）或阿德福韦酯或恩替卡韦等耐药发生率低的核苷（酸）类似物治疗。对达不到上述推荐治疗标准者，则应监测病情变化，如持续 HBV DNA 阳性，且 ALT 异常，也应考虑抗病毒治疗。

5. 应用化疗和免疫抑制剂治疗的患者

对于因其他疾病而接受化疗、免疫抑制剂（特别是肾上腺糖皮质激素）治疗的 HBsAg 阳性者，即使 HBV DNA 阴性和 ALT 正常，也应在治疗前 1 周开始服用拉米夫定，每日 100 mg，化疗和免疫抑制剂治疗停止后，应根据患者病情决定拉米夫定停药时间，对拉米夫定耐药者，可改用其他已批准的能治疗耐药变异的核苷（酸）类似物。核苷（酸）类似物停用后可出现复发，甚至病情恶化，应十分注意。

6. 其他特殊情况的处理

（1）经过规范的普通 IFN-α 治疗无应答患者，再次应用普通 IFN-a 治疗的疗效很低。可试用聚乙二醇干扰素 α-2a 或核苷（酸）类似物治疗。

（2）强化治疗指在治疗初始阶段每日应用普通 IFN-α，连续 2～3 周后改为隔日 1 次或每周 3 次的治疗。目前对此疗法意见不一，因此不予推荐。

（3）应用核苷（酸）类似物发生耐药突变后的治疗，拉米夫定治疗期间可发生耐药突变，出现"反弹"，建议加用其他已批准的能治疗耐药变异的核苷（酸）类似物，并重叠 1～3 个月或根据 HBV DNA 检测阴性后撤换拉米夫定，也可使用 IFN-α（建议重叠用药

1~3 个月）。

（4）停用核苷（酸）类似物后复发者的治疗，如停药前无拉米夫定耐药，可再用拉米夫定治疗，或其他核苷（酸）类似物治疗。如无禁忌证，亦可用 IFN-α 治疗。

7. 儿童患者间隔

12 岁以上慢性乙型病毒性肝炎患儿，其普通 IFN-a 治疗的适应证、疗效及安全性与成人相似，剂量为 3~6 μU/m²，最大剂量不超过 10 μU/m²。在知情同意的基础上，也可按成人的剂量和疗程用拉米夫定治疗。

三、丙型病毒性肝炎

慢性丙型病毒性肝炎是一种主要经血液传播的疾病，是由丙型肝炎病毒（HCV）感染导致的慢性传染病。慢性 HCV 感染可导致肝脏慢性炎症坏死，部分患者可发展为肝硬化甚至肝细胞癌（HCC），严重危害人民健康，已成为严重的社会和公共卫生问题。

（一）病因

1. 传染源

主要为急、慢性患者和慢性 HCV 携带者。

2. 传播途径

与乙型肝炎相同，主要有以下 3 种。

（1）通过输血或血制品传播：由于 HCV 感染者病毒血症水平低，所以输血和血制品（输 HCV 数量较多）是最主要的传播途径。经初步调查，输血后非甲非乙型肝炎患者血清丙型肝炎抗体（抗-HCV）阳性率高达 80% 以上，已成为大多数（80%~90%）输血后肝炎的原因。但供血员血清抗-HCV 阳性率较低，欧美各国为 0.35%~1.4%，故目前公认，反复输入多个供血员血液或血制品者更易发生丙型肝炎，输血 3 次以上者感染 HCV 的危险性增高 2~6 倍。国内曾因单采血浆回输血细胞时污染，造成丙型肝炎暴发流行，经 2 年以上随访，血清抗-HCV 阳性率达到 100%。

（2）通过非输血途径传播：丙型肝炎亦多见于非输血人群，主要通过反复注射、针刺、含 HCV 血液反复污染皮肤黏膜隐性伤口及性接触等其他密切接触方式而传播。这是世界各国广泛存在的散发性丙型肝炎的传播途径。

（3）母婴传播：要准确评估 HCV 垂直传播很困难，因为在新生儿中所检测到的抗-HCV 实际可能来源于母体（被动传递）。检测 HCV RNA 提示，HGV 有可能由母体传播给新生儿。

3. 易感人群

对 HCV 无免疫力者普遍易感。在西方国家，除反复输血者外，静脉药瘾者、同性恋等混乱性接触者及血液透析患者丙型肝炎发病率较高。本病可发生于任何年龄，一般儿童和青少年 HCV 感染率较低，中青年次之。男性 HCV 感染率大于女性。HCV 多见于 16 岁以上人群。HCV 感染恢复后血清抗体水平低，免疫保护能力弱，有再次感染 HCV 的可能性。

（二）诊断要点

1. 诊断依据

HCV 感染超过 6 个月，或发病日期不明、无肝炎史，但肝脏组织病理学检查符合慢性肝炎，或根据症状、体征、实验室及影像学检查结果综合分析，作出诊断。

2. 病变程度判定

慢性肝炎按炎症活动度（G）可分为轻、中、重 3 度，并应标明分期（S）。

（1）轻度慢性肝炎（包括原慢性迁延性肝炎及轻型慢性活动性肝炎），$G_{1\sim2}$，$S_{0\sim2}$。

①肝细胞变性，点、灶状坏死或凋亡小体，②汇管区有（无）炎症细胞浸润、扩大，有或无局限性碎屑坏死（界面肝炎）。③小叶结构完整。

（2）中度慢性肝炎（相当于原中型慢性活动性肝炎）：G_3，$S_{1\sim3}$。

①汇管区炎症明显，伴中度碎屑坏死。②小叶内炎症严重，融合坏死或伴少数桥接坏死。③纤维间隔形成，小叶结构大部分保存。

（3）重度慢性肝炎（相当于原重型慢性活动性肝炎）：G_4，$S_{2\sim4}$。

①汇管区炎症严重或伴重度碎屑坏死。②桥接坏死累及多数小叶。③大量纤维间隔，小叶结构紊乱，或形成早期肝硬化。

3. 组织病理学诊断

包括病因（根据血清或肝组织的肝炎病毒学检测结果确定病因）、病变程度及分级分期结果，如病毒性肝炎，丙型，慢性，中度，G_3/S_4。

（三）鉴别要点

本病应与慢性乙型病毒性肝炎、药物性肝炎、酒精性肝炎、非酒精性肝炎、自身免疫性肝炎、病毒感染所致肝损害、肝硬化、肝癌等鉴别。

（四）规范化治疗

1. 抗病毒治疗的目的

清除或持续抑制体内的 HCV，以改善或减轻肝损害，阻止进展为肝硬化、肝衰竭或 HCC，并提高患者的生活质量。治疗前应进行 HCV RNA 基因分型（1 型和非 1 型）和血中 HCV RNA 定量，以决定抗病毒治疗的疗程和利巴韦林的剂量。

2. HCV RNA 基因为 1 型或（和）HCV RNA 定量不低于 $4×10^5$ U/mL 者可选用下列方案之一。

（1）聚乙二醇干扰素 α 联合利巴韦林治疗方案：聚乙二醇干扰素 α-2a 180μg，每周 1 次，皮下注射，联合口服利巴韦林 1000 mg/d，至 12 周时检测 HCV RNA。

（2）普通 IFN-α 联合利巴韦林治疗方案：IFN-α 3～5MU，隔日 1 次，肌内或皮下注射，联合口服利巴韦林 1000 mg/d，建议治疗 48 周。

（3）不能耐受利巴韦林不良反应者的治疗方案：可单用普通 IFN-α 复合 IFN 或 PEG4FN，方法同上。

3. HCV RNA 基因为非 1 型或（和）HCV RNA 定量小于 $4×10^5$ U/mL 者可采用以下治疗方案之一。

（1）聚乙二醇干扰素 a 联合利巴韦林治疗方案：聚乙二醇干扰素 α-2a 180μg，每周 1 次，皮下注射，联合应用利巴韦林 800 mg/d，治疗 24 周。

（2）普通 IFN-α 联合利巴韦林治疗方案：IFN-α 3mU，每周 3 次，肌内或皮下注射，联合应用利巴韦林 800～1000 mg/d，治疗 24～48 周。

（3）不能耐受利巴韦林不良反应者的治疗方案：可单用普通 IFN-α 或聚乙二醇干扰素 α。

四、戊型病毒性肝炎

戊型病毒型肝炎原称肠道传播的非甲非乙型肝炎或流行性非甲非乙型肝炎，其流行病学特点及临床表现颇像甲型肝炎，但两者的病因完全不同。

（一）病因

戊型肝炎流行最早发现于印度，开始疑为甲型肝炎，但回顾性血清学分析，证明既非甲型肝炎，也非乙型肝炎。本病流行地域广泛，在发展中国家以流行为主，发达国家以散发为主。其流行特点与甲型肝炎相似，传染源是戊型肝炎患者和阴性感染患者，经粪、口传播。潜伏期末和急性期初传染性最强。流行规律大体分两种：一种为长期流行，常持续数月，可长达 20 个月，多由水源不断污染所致；另一种为短期流行，约 1 周即止，多为水源一次性污染引起。与甲型肝炎相比，本病发病年龄偏大，16～35 岁者占 75%. 平均 27 岁。孕妇易感性较高。

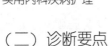
（二）诊断要点

流行病学资料、临床特点和常规实验室检查仅作临床诊断参考，特异血清病原学检查是确诊依据，同时排除 HAV、HBV、HCV 感染。

1. 临床表现

本病潜伏期 15～75 日，平均约 6 周。绝大多数为急性病例，包括急性黄疸型和急性无黄疸型肝炎，两者比例约为 1：13。临床表现与甲型肝炎相似，但其黄疸前期较长，症状较重。除淤胆型病例外，黄疸常于一周内消退。戊型肝炎胆汁淤积症状较甲型肝炎为重，大约 20% 的急性戊型肝炎患者会发展成淤胆型肝炎。部分患者有关节疼痛。

2. 实验室检查

用戊型肝炎患者急性期血清 IgM 型抗体建立 E LISA 法，可用于检测拟诊患者粪便内的 HEAg，此抗原在黄疸出现第 14～18 日的粪便中较易检出，但阳性率不高。用荧光素标记戊型肝炎恢复期血清 IgG，以实验动物 HEAg 阳性肝组织作抗原片，进行荧光抗体阻断实验，可用于检测血清戊型肝炎抗体（抗-HEV），阳性率 50%～100%。但本法不适用于临床常规检查。

用重组抗原或合成肽原建立 E LISA 法检测血清抗-HEV，已在国内普遍开展，敏感性和特异性均较满意。用本法检测血清抗-HEV-IgM，对诊断现症戊型肝炎更有价值。

（三）鉴别要点

应注意与 HAV、HBV、HCV 相鉴别。

（四）规范化治疗

急性期应强调卧床休息，给予清淡而营养丰富的饮食，外加充足的 B 族维生素及维生素 C。

HEV ORF2 结构蛋白可用于研制有效疫苗，并能对 HEV 株提供交叉保护，HEVORF2 蛋白具有较好的免疫原性，用其免疫能避免动物发生戊型肝炎和 HEV 感染。该疫苗正在研制，安全性和有效性正在评估。

五、护理措施

1. 甲、戊型肝炎进行消化道隔离；急性乙型肝炎进行血液（体液）隔离至 HBsAg 转阴；慢性乙型和丙型肝炎患者应分别按病毒携带者管理。

2. 向患者及家属说明休息是肝炎治疗的重要措施。重型肝炎、急性肝炎、慢性活动期应卧床休息；慢性肝炎病情好转后，体力活动以不感疲劳为度。

3. 急性期患者宜进食清淡、易消化的饮食，蛋白质以营养价值高的动物蛋白为主 1.0~1.5 g 八 kg·d）；慢性肝炎患者宜高蛋白、高热量、高维生素易消化饮食，蛋白质 1.5~2.0g/（kg·d）；重症肝炎患者宜低脂、低盐、易消化饮食，有肝性脑病先兆者应限制蛋白质摄入，蛋白质摄入小于 0.5g/（kg·d）；合并腹水、少尿者，钠摄入限制在 0.5g/d。

4. 各型肝炎患者均应戒烟和禁饮酒。

5. 皮肤瘙痒者及时修剪指甲，避免搔抓，防止皮肤破损。

6. 应向患者解释注射干扰素后可出现发热、头痛、全身酸痛等"流感样综合征"，体温常随药物剂量增大而增高，不良反应随治疗次数增加而逐渐减轻。发热时多饮水、休息，必要时按医嘱对症处理。

7. 密切观察有无皮肤瘀点瘀斑、牙龈出血、便血等出血倾向；观察有无性格改变、计算力减退、嗜睡、烦躁等肝性脑病的早期表现。如有异常及时报告医师。

8. 让患者家属了解肝病患者易生气、易急躁的特点，对患者要多加宽容理解；护理人员多与患者热情、友好交谈沟通，缓解患者焦虑、悲观、抑郁等心理问题；向患者说明保持豁达、乐观的心情对于肝脏疾病的重要性。

六、应急措施

（一）消化道出血

1. 立即取平卧位，头偏向一侧，保持呼吸道通畅，防止窒息。

2. 通知医生，建立静脉液路。

3. 合血、吸氧、备好急救药品及器械，准确记录出血量。

4. 监测生命体征的变化，观察有无四肢湿冷、面色苍白等休克体征的出现，如有异常，及时报告医师并配合抢救。

（二）肝性脑病

1. 如有烦躁，做好保护性措施，必要时给予约束，防止患者自伤或伤及他人。

2. 昏迷者，平卧位，头偏向一侧，保持呼吸道通畅。

3. 吸氧，密切观察神志和生命体征的变化，定时翻身。

4. 遵医嘱给予准确及时的治疗。

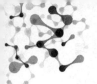

七、健康教育

1. 宣传各类型病毒性肝炎的发病及传播知识，重视预防接种的重要性。

2. 对于急性肝炎患者要强调彻底治疗的重要性及早期隔离的必要性。

3. 慢性患者、病毒携带者及家属采取适当的家庭隔离措施，对家中密切接触者鼓励尽早进行预防接种。

4. 应用抗病毒药物者必须在医师的指导、监督下进行，不得擅自加量或停药，并定期检查肝功能和血常规。

5. 慢性肝炎患者出院后避免过度劳累、酗酒、不合理用药等，避免反复发作，并定期监测肝功能。

6. 对于乙肝病毒携带者禁止献血和从事饮食、水管、托幼等工作。

第五节　肝硬化的护理

一、护理评价

（一）健康史

询问患者有无引起肝硬化的相关因素，主要询问以下几个方面。

1. 有无病毒性肝炎病史，特别是乙型肝炎病史。

2. 有无长期酗酒史，每天摄入乙醇 80 g，是否达 10 年以上。

3. 有无引起胆汁淤积或肝脏淤血的疾病史，如胆管结石、胆管肿瘤、慢性充血性心力衰竭、肝静脉或下腔静脉阻塞。

4. 工业毒物或药物史，重点询问患者的职业和工作环境，如长期接触四氯化碳、砷、磷等，可致中毒性肝炎发展成肝硬化；有无长期服用某些对肝功能有损害的药物，如甲基多巴、四环素、异烟肼、利福平等药物。

（二）身体状况

肝硬化起病隐匿，病程发展缓慢，可隐伏 3~5 年或以上。目前，临床上将肝硬化分为肝功能代偿期和失代偿期。

1. 代偿期

症状轻，乏力和食欲减退出现较早。部分患者伴有腹胀不适、恶心、上腹隐痛、轻微腹泻等。症状出现多为间歇性，此期患者营养状态一般，肝功能检查结果多正常或轻度异常。

2. 失代偿期

以肝功能减退和门静脉高压症为主要表现。

（1）肝功能减退的临床表现

①全身表现：一般情况及营养状态差，消瘦乏力，精神萎靡不振，严重者长期卧床不起。皮肤干燥，面色晦暗而无光泽（称肝病面容）。②消化道症状：食欲明显减退，甚至厌食，进食后常感上腹部饱胀不适，恶心、呕吐，对脂肪和蛋白质的耐受性差，进稍油腻食物即可引起腹泻，半数以上患者有轻度黄疸，少数有中、重度黄疸。③出血倾向和贫血：常有鼻出血、牙龈出血、皮肤出血和胃肠道出血倾向。患者可因营养不良、肠道吸收障碍、胃肠道失血和脾功能亢进等因素，而出现不同程度的贫血。④内分泌紊乱：主要是肝对雌激素的灭活能力下降，雌激素水平增高，出现蜘蛛痣和肝掌。男性可出现乳房发育、毛发脱落、性欲减退等。女性可出现月经失调、闭经和不孕等。

（2）门静脉高压症的表现

主要因门静脉血流量增多和门静脉系统阻力增加所致。侧支循环的建立和开放、脾大、腹水是门静脉高压症的三大表现。

侧支循环的建立和开放：临床上有三支重要的侧支开放。①食管和胃底静脉曲张，常可因食管黏膜炎症、粗糙食物的机械损伤、刺激性食物和腹内压增高而致破裂出血。②腹壁静脉曲张，在脐周和腹壁上可见迂曲的静脉，以脐为中心向上、下腹壁延伸，明显曲张者，外观呈水母头样。③痔静脉扩张，破裂后可引起便血。

脾大：一般轻或中度肿大，部分可达脐下。晚期脾大常伴有脾功能亢进，出现全血细胞减少。

腹水：是肝硬化最突出的临床表现。腹水的形成机制为钠、水的过量潴留。少量腹水时腹胀，大量腹水时，腹部隆起呈蛙腹、出现呼吸困难和心悸等。腹水一般聚集较慢，如短期内腹水迅速增加，提示可能存在感染、上消化道出血、门静脉血栓形成等因素。

（3）肝触诊：早期肝增大，表面尚光滑；晚期可触及结节或颗粒状，质硬常无压痛，但在肝细胞进行性坏死或炎症时，可有轻压痛。

3. 并发症

（1）上消化道出血：为最常见的并发症，多突然发生大量呕血和（或）黑便，常引发休克或诱发肝性脑病，死亡率高。

（2）肝性脑病：是本病最严重的并发症，亦是最常见的死亡原因。

（3）感染：肝硬化患者抵抗力低下，易并发肺炎、胆道感染、大肠埃希菌败血症和自发性腹膜炎等。自发性腹膜炎的致病菌多为革兰氏阴性杆菌，一般起病较急，表现为腹痛、腹水迅速增长，严重者可出现中毒性休克。

（4）肝肾综合征：是指发生在严重肝病基础上的肾衰竭，但肾脏本身无器质性损害，故又称功能性肾衰竭。失代偿期肝硬化出现大量腹水时，由于有效循环血量不足及肾内血流重新分布等因素，出现自发性少尿或无尿、氮质血症、稀释性低钠血症和低尿钠。

（5）原发性肝癌：并发原发性肝癌时，可出现短期内肝脏迅速增大、持续性肝区疼痛、血性腹水、不明原因发热等。

（6）电解质和酸碱失衡：常见有低钠血症、低钾低氯血症、代谢性碱中毒等，并诱发和加重肝性脑病。

（三）心理社会状况

肝硬化是慢性病，症状不易改善，预后差，又无特效治疗，患者常出现焦虑、消极悲观、愤怒怨恨的心理，常出现不配合治疗或过分依赖医护人员的情况。随着病情逐渐加重，工作能力的丧失，长期治疗的费用等问题的出现，使患者感到失望、绝望等。

（四）辅助检查

1. 血常规

在代偿期多正常，失代偿期有贫血。脾功能亢进时，白细胞和血小板计数减少。

2. 尿常规

代偿期可正常，有黄疸时，有胆红素尿。失代偿期可有蛋白尿、血尿和管型尿。

3. 肝功能检查

代偿期大多正常或轻度异常，失代偿期转氨酶常轻、中度增高。总蛋白正常、下降或增高，但清蛋白下降，球蛋白增高，清/球蛋白比降低或倒置。

4. 免疫学检查

半数以上的患者 T 细胞数量低于正常；免疫球蛋白 IgG、IgA 增高；部分患者可出现非特异性自身抗体，如抗核抗体、抗平滑肌抗体、抗线粒体抗体等；患者为病毒性肝炎者，肝炎病毒标记呈阳性。

5. 腹水的检查

腹水一般为漏出液。并发自发性腹膜炎时，透明度减低，比重介于漏出液和渗出液之间，白细胞数增多，常在 $500×10^9/L$ 以上；并发结核性腹膜炎时，以淋巴细胞增高为主；腹水呈血性者，应高度怀疑癌变。

6. 影像学检查

（1）上消化道钡剂造影检查：食管静脉曲张时，呈虫蚀样或蚯蚓状充盈缺损阴影。

（2）CT 和磁共振检查：可显示早期肝肿大，晚期肝右叶萎缩，左叶增大，肝表面不规则，脾大，腹水。

（3）超声检查：可显示肝大小、外形的改变，脾大，门静脉和脾静脉的内径和压力变化等。

（4）内镜检查：电子胃镜可直接看见静脉曲张及其曲张部位和程度。并发上消化道出血时，急诊胃镜可判断出血的原因和部位，并可进行止血治疗。

（5）肝穿刺活组织检查：若见有假小叶形成，可确诊肝硬化。

二、护理诊断及合作性问题

1. 营养失调：低于机体消耗量与肝功能减退、门静脉高压，引起食欲减退、消化不良和吸收障碍等有关。

2. 体液过多：与肝功能减退引起的低蛋白血症，醛固酮、抗利尿激素聚积增多和门静脉高压有关。

3. 疲乏：与疾病导致的能量代谢障碍、机体营养不良有关。

4. 有皮肤完整性受损的危险，与营养不良、水肿、长期卧床等有关。

5. 焦虑：与疾病的漫长治疗和复杂的自我照顾方式有关。

6. 潜在并发症：如上消化道出血、肝性脑病、感染、电解质和酸碱失衡。

三、预期目标

意识到合理营养的重要性，自觉遵守饮食计划，使营养状况好转，活动能力增强；能主动配合治疗腹水，水肿减轻；积极防治皮肤受损；让患者的心理压力缓解；无上消化道出血等并发症的发生。

四、护理措施

(一) 一般护理

1. 休息

休息是保护肝脏的重要措施之一。根据病情合理安排患者的休息与活动，肝功能代偿期，病情稳定时可适当活动，可参加轻工作，须避免劳累；失代偿期或有并发症时，应以休息为主，适当活动，活动量以不感到疲劳、不加重症状为度。同时告知患者不宜长期卧床，以免消化不良、压疮和血栓形成等。

2. 体位

根据患者习惯取舒适体位。有大量腹水者应取半卧位，以减轻呼吸困难。

3. 饮食护理

持以高热量、高蛋白质、适量脂肪、高维生素和易消化饮食，根据病情及时调整。每天糖为 300~400 g，蛋白质为 1.0~1.5 g/kg，脂肪约 50 g。有食管和胃底静脉曲张的患者应进软食，避免食用混有糠皮、硬屑、甲壳、鱼刺等较硬的食物。进餐时细嚼慢咽，食团宜小而表面光滑，药物应研成粉末，以免引起上消化道出血。肝功能显著受损或有肝性脑病先兆者，应限制或禁用蛋白质。有腹水者必须限钠，进无盐或低盐饮食，每天摄入钠盐500~800 mg，进水量在每天 1 000 mL 左右。

4. 排便护理

有腹水者，应测量并记录患者 24h 尿量；便秘者，易使肠道氨的吸收增加，诱发肝性脑病，应保持排便通畅。必要时，可用乳果糖、硫酸镁等导泻，有肝性脑病或先兆者，不宜使用碱性肥皂水灌肠。

(二) 心理护理

理解、同情和关爱患者，耐心解释肝硬化的有关知识，鼓励患者说出内心的感受，对其提出的疑问给予合理的解答。帮助患者树立起战胜疾病的信心，保持愉快心情，使患者能积极配合治疗和护理。

(三) 病情观察

注意观察患者有无皮肤、黏膜出血和黄染；注意观察有无呕血和黑便，监测患者的血压和脉搏；注意观察患者有无性格和行为的改变、有无智力及定向力障碍和有无嗜睡、扑翼样震颤等；观察患者尿量的改变；观察患者有无呼吸道、泌尿道、腹膜等感染现象；观察患者进食情况，若有呕吐、腹泻、长期使用利尿药、大量放腹水者，应监测血清电解质和酸碱平衡的变化。

（四）对症护理

1. 腹胀的护理

建议患者少吃多餐，进食易消化食物，病情许可情况下，可适当活动，增强肠蠕动，也可给予多酶片、胰酶片等药物，促进食物的消化；有腹水者，可通过利尿、放腹水等方法缓解症状。

2. 呕血和黑便的护理

密切观察呕血、黑便的性状、量、次数、速度和肠鸣音变化；监测患者的生命体征、意识状态、中心静脉压等变化；及时检查血常规和肾功能。

3. 黄疸的护理

观察患者的尿色、粪色和皮肤黏膜黄染变化；记录 24 h 尿量，及时发现有无肾衰竭征象；观察患者的精神状态，及时发现肝性脑病的先兆。

4. 腹水的护理

安置患者尽量平卧位，以增加肝、肾血流灌注，改善肝细胞营养、提高肾小球滤过率；大量腹水者宜半卧位，以使膈肌下降，可减轻呼吸困难和心悸等症状；限制水、钠的摄入，准确记录 24 h 的液体出入量，定期测量腹围、体重，以观察腹水消退情况；利尿治疗以每天体重减轻不超过 0.5 kg 为宜，同时应检查电解质和酸碱平衡等；大量腹水时，应避免腹内压增加的因素，如剧烈咳嗽、呕吐、打喷嚏、用力排便等；若出现自发性腹膜炎时，应做腹水培养。一经诊断，立即早期、足量、联合应用抗菌药；做好静脉输注清蛋白的护理和腹腔穿刺放腹水、腹水浓缩回输的护理配合。

（五）用药护理

1. 抗肝纤维化药

秋水仙碱有抗炎和抗纤维化的作用，对肝储备功能尚好的代偿期肝硬化有一定疗效，不良反应有胃肠道反应及粒细胞减少。长期使用者，应监测白细胞数量。

2. 利尿药

主要使用螺内酯和呋塞米。螺内酯为保钾利尿药，呋塞米为排钾利尿药，目前主张两者联合应用，可起协同作用，并减少电解质失衡。长期使用者，应监测电解质水平。

五、健康教育

1. 介绍肝硬化的基本知识，使患者认识到防治病毒性肝炎、乙醇性肝病等重要性。

2. 指导患者制订好适合自己的活动强度与休息时间、充足睡眠的治疗方案。

3. 指导患者制订合理的饮食计划及营养搭配，严格限制饮酒和吸烟，避免进食粗燥、坚硬的食物高脂食物等。

4. 指导患者认识常用的对肝有害的药物，尽量避免使用。

5. 使患者知悉各种并发症的主要诱因及其临床表现，一旦发生，应及时就诊。

6. 向患者及其家属阐明良好的心理对疾病康复的重要性，并指导患者定期门诊复查和检测肝功能，以监测病情变化。

第六节　急性胰腺炎的护理

一、病因及发病机制

胰腺是一个具有内、外分泌功能的实质性器官，胰腺的腺泡分泌胰液（外分泌），对食物的消化起重要作用；而分散地分布在胰腺内的胰岛，其功能细胞主要分泌胰岛素和胰高糖素（内分泌）。正常情况下，当胰液中无活力的胰蛋白酶原等进入十二指肠时，在碱性环境中被胆汁和十二指肠液中的肠激酶激活，成为具有消化能力的胰蛋白酶。在胆总管、胰管、壶腹部炎症、梗阻等病理情况下，多种胰酶在胰腺内被激活，并大量溢出管壁及腺泡壁外，导致胰腺自身消化，引起水肿、出血、坏死等，而产生急性胰腺炎。

引起急性胰腺炎的病因甚多。常见病因为胆管疾病、酗酒。急性胰腺炎的各种致病相关因素。

（一）梗阻因素

胆石症常是老年人急性胰腺炎首次发作的原因，老年女性特别常见。一般认为是在胆石一过性阻塞胰管开口处或紧邻此开口处的胆总管时发生。如在胆石性胰腺炎发作后立即仔细收集和检查粪便，常常可以找到胆结石。胆石症引起胰腺炎的机制尚不清楚。可能是乏特氏壶腹被胆石阻塞，引起胆汁反流入胰管，损伤胰腺实质。也有认为是胰管一过性梗阻而无胆汁反流。

有人认为副乳头的先天畸形和狭窄必然引起胰腺炎。奥狄氏括约肌压力增高是急性胰腺炎反复发作的原因之一，据此内镜下括约肌切开术治疗已获得良好效果。胰小管或壶腹周围的小肿瘤也能引起胰腺炎。

（二）毒素和药物因素

乙醇、甲醇、蝎毒和有机磷杀虫剂等均可引起急性胰腺炎。

药物诱发的胰腺炎通常与对药物的超敏有关而与剂量无关。其特点是在接触药物的第一个月内发生，通常病情轻且有自限性。与成人胰腺炎发病有关的药物最常见的是硫唑嘌呤及其类似物 6-巯基嘌呤。应用这类药物的个体中有 3%~5% 发生胰腺炎，引起儿童胰腺炎最常见的药物是丙戊酸。

（三）代谢因素

甘油三酯水平超过 11.3 mmoL/L 时，易发中至重度的急性胰腺炎。如其水平降至 5.65 mmoL/L 以下，反复发作次数可明显减少。各种原因引起的高钙血症亦易发生急性胰腺炎。

（四）外伤因素

胰腺的创伤或手术都可引起胰腺炎，内窥镜逆行胰胆管造影所致创伤也可引起胰腺炎，发生率为 1%~5%。

（五）先天性因素

胰腺炎的易感性呈常染色体显性遗传。临床特点是儿童或青年期起病，逐渐演变成慢性胰腺炎和胰功能不全。胰腺结石可显著。少数家族还合并有氨基酸尿症。

（六）感染因素

血管功能不全（低容量灌注，动脉粥样硬化）和血管炎可能因减少胰腺血流而引起或加重胰腺炎。

二、临床表现

急性胰腺炎的临床表现和病程，取决于其病因、病理类型和治疗是否及时。水肿型胰腺炎一般 3~5 d 内症状即可消失，但常有反复发作。如症状持续一周以上，应警惕已演变为出血坏死性胰腺炎。出血坏死性胰腺炎亦可在一开始时即发生，呈暴发性经过。

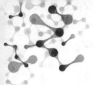

（一）腹痛

为本病最主要表现，约见于95%急性胰腺炎病例，多数突然发作，常在饱餐和饮酒后发生，轻重不一，轻者上腹钝痛，患者常能忍受，重者呈腹绞痛、钻痛或刀割痛。疼痛常呈持续性伴阵发性加剧。疼痛的部位可因病变的部位不同而异，通常在上中腹部。如炎症以胰头部为主，疼痛常在右上腹及中上腹部；如炎症以胰体、尾部为主，常为中上腹及左上腹疼痛，并向腰背放射。疼痛在弯腰或起坐前倾时可减轻。病情轻者腹痛 3~5 d 缓解；出血坏死型的病情发展较快，腹痛延续较长。由于渗出液扩散至腹腔，腹痛可弥漫至全腹。极少数患者尤其年老体弱者可无腹痛或极轻微痛。

腹肌常紧张，并可有反跳痛。但不像消化道穿孔时表现的肌强硬，如检查者将手紧贴于患者腹部，仍可能按压下去。有时按压腹部反可使腹痛减轻。腹痛发生的原因是胰管扩张；胰腺炎症、水肿；渗出物、出血或胰酶消化产物进入后腹膜腔，刺激腹腔神经丛；化学性腹膜炎；胆管和十二指肠痉挛及梗阻。

（二）恶心、呕吐

84%的患者有频繁恶心和呕吐，常在进食后发生。呕吐物多为胃内容物，重者含胆汁甚至血样物。呕吐是机体对腹痛或胰腺炎症刺激的一种防御性反射。呕吐后，进入十二指肠的胃酸减少，从而减少胰泌素及缩胆素的释放，减少了胰液胰酶的分泌。

（三）发热

大多数患者有中度以上发热，少数可超过 39.0℃，一般持续 3~5 d。发热系胰腺炎症或坏死产物进入血液循环，作用于中枢神经系统体温调节中枢所致。多数发热患者中找不到感染的证据，但如果高热不退强烈提示合并感染或并发胰腺脓肿。

（四）黄疸

黄疸可于发病后 1~2 d 出现，常为暂时性阻塞性黄疸。黄疸的发生主要由于肿大的胰头部压迫了胆总管所致。合并存在的胆管病变如胆石症和胆管炎症亦是黄疸的常见原因。少数患者后期可因并发肝损害而引起肝细胞性黄疸。

（五）肠麻痹

肠麻痹是重型或出血坏死性胰腺炎的主要表现。初期，邻近胰腺的上腹部可见扩张的充气肠襻，后期则整个肠道均发生肠麻痹性梗阻。临床上以高度腹胀、肠鸣音消失为主要表现。肠麻痹可能是肠管对腹膜炎的一种反应。另外，炎症的直接作用，血管和循环的异常、低钠和低钾血症，肠壁神经丛的损害也是肠麻痹发生的重要促发因素。

三、并发症

急性水肿性胰腺炎很少有并发症发生，而急性出血坏死型则常出现多种并发症。

（一）局部并发症

1. 胰脓肿形成

出血坏死性胰腺炎起病 2~3 周以后，如继发细菌感染，于胰腺内及其周围可有脓肿形成。检查局部有包块，全身感染中毒症状。

2. 胰腺性囊肿

系由胰液和坏死组织在胰腺本身或其周围被包裹而成。常发生于出血坏死性胰腺炎起病后 3~4 周，多位于胰体尾部。囊肿可累及邻近组织，引起相应的压迫症状，如黄疸、门脉高压、肠梗阻、肾盂积水等。囊肿穿破可造成胰源性腹水。

3. 胰性腹膜炎

含有活性胰酶的渗出物进入腹腔，可引起化学性腹膜炎。腹腔内出现渗出性腹水。如继发感染，则可引起细菌性腹膜炎。

4. 其他

胰局部炎症和纤维素性渗出可累及周围脏器，引起脾周围炎、脾梗阻、脾粘连、结肠粘连（常见为脾曲综合征）、小肠坏死出血及肾周围炎。

（二）全身并发症

1. 败血症

常见于胰腺炎并发胰腺脓肿时，死亡率甚高。病原体大多数为革兰氏阴性杆菌，如大肠杆菌、产碱杆菌、产气杆菌、铜绿假单胞菌等。患者表现为持续高热，白细胞升高，以及明显的全身毒性症状。

2. 呼吸功能不全

因腹胀、腹痛，患者的膈运动受限，加之磷脂酶 A 和在该酶作用下生成的溶血卵磷脂对肺泡的损害，可发生肺炎、肺淤血、肺水肿、肺不张和肺梗死，患者出现呼吸困难，血氧饱和度降低，严重者发生急性呼吸窘迫综合征。

3. 心律失常和心功能不全

因有效血容量减少和心肌抑制因子的释放，导致心肌缺血和损害，临床上表现为心律失常和急性心衰。

4. 急性肾衰竭

出血坏死性胰腺炎晚期，可因休克、严重感染、电解质紊乱和弥散性血管内凝血而发生急性肾衰。

5. 胰性脑病

出血坏死性胰腺炎时，大量活性蛋白水解酶、磷脂酶 A 进入脑内，损伤脑组织和血管，引起中枢神经系统损害综合征，称为胰性脑病，偶可引起脱髓鞘病变。患者可出现谵妄、意识模糊、昏迷、烦躁不安、抑郁、恐惧、妄想、幻觉、语言障碍、共济失调、震颤、反射亢进或消失及偏瘫等。脑电图可见异常。某些患者昏迷系并发糖尿病所致。

6. 消化道出血

可为上消化道或下消化道出血。上消化道出血主要为胃黏膜炎性糜烂或应激性溃疡，或因脾静脉阻塞引起食道静脉破裂。下消化道出血则由于结肠本身或结肠血管受累所致。近年来发现胰腺炎时可发生胃肠型微动脉瘤，瘤破裂后可引起大出血。

7. 糖尿病

约有 5%~35%的患者在病程中出现糖尿病，常见于暴发性坏死性胰腺炎患者，系由 B 细胞遭到破坏；胰岛素分泌下降；A 细胞受刺激，胰高糖素分泌增加所致。严重病例可发生糖尿病酮症酸中毒和糖尿病昏迷。

8. 慢性胰腺炎

重症胰腺炎病例可因胰腺泡大量破坏而并发胰外分泌功能不全，演变成慢性胰腺炎。

9. 猝死

见于极少数病例，由胰腺心脏性反应所致。

四、护理

（一）休息

发作期绝对卧床休息，或取屈膝侧卧位等舒适体位，避免衣服过紧，剧痛而辗转不安者要防止坠床，保证睡眠，保持安静。

（二）输液

急性出血坏死性胰腺炎的抗休克和纠正酸碱平衡紊乱自入院始贯穿于整个病程中，护理上需经常、准确记录 24 h 出入量，依据病情灵活调节补液速度，保证液体在规定的时间内输完，每日尿量应>500 mL。必要时建立两条静脉通道。

（三）饮食

饮食治疗是综合治疗中的重要环节。近来临床中发现，少数胰腺炎患者往往在有效的治疗后，因饮食不当而加重病情，甚至危及生命，采用分期饮食新法则取得较满意效果。胰腺炎的分期饮食分为禁食、胰腺炎Ⅰ号、胰腺炎Ⅱ号、胰腺炎Ⅲ号、低脂饮食五期。

1. 禁食

绝对禁食可使胰腺安静休息，胰腺分泌减少至最低限度。患者需限制饮水，口渴者可含漱或湿润口唇。此期患者需静脉补充足够液体及电解质。禁食适用于胰腺炎的急性期，一般患者 2~3 d，重症患者 5~7 d。

2. 胰腺炎Ⅰ号饮食

该饮食内不含脂肪和蛋白质。主要食物有米汤、果子水、藕粉、每日 6 餐，每次约100 mL，每日热量约为 1.4 kJ（334 卡），用于病情好转初期的试餐阶段。此期仍需给患者补充足够液体及电解质。Ⅰ号饮食适用于急性胰腺炎患者的康复初期，一般在病后 5~7 d。

3. 胰腺炎Ⅱ号饮食

该饮食内含少量蛋白质，但不含脂肪。主要食物有小豆汤、果子水、藕粉、龙须面和少量鸡蛋清，每日 6 餐，每次约 200 mL，每日热量约为 1.84 kJ。此期可给患者补充少量液体及电解质。Ⅱ号饮食适用于急性胰腺炎患者的康复中期（病后 8~10 d）及慢性胰腺炎患者。

4. 胰腺炎Ⅲ号饮食

该饮食内含有蛋白质和极少量脂类。主要食物有米粥、小豆汤、龙须面、菜末、鸡蛋清和豆油（5~10g/d），每日 5 餐，每次约 400 mL，总热量约为 4.5 kJ。Ⅲ号饮食适用于急、慢性胰腺炎患者康复后期，一般在病后 15 d 左右。

5. 低脂饮食

该饮食内含有蛋白质和少量脂肪（约 30 g），每日 4~5 餐，用于基本痊愈患者。

（四）营养

急性胰腺炎时，机体处于高分解代谢状态，代谢率可高于正常水平的 20%~25%，同时由于感染使大量血浆渗出。因此如无合理的营养支持，必将使患者的营养状况进一步恶化，降低机体抵抗力、延缓康复。

1. 全胃肠外营养（TPN）支持的护理

急性胰腺炎特别是急性出血坏死性胰腺炎患者的营养任务主要由 TPN 来承担。TPN 具有使消化道休息，减少胰腺分泌，减轻疼痛，补充体内营养不良，刺激免疫机制，促进胰外漏自发愈合等优点。近来更有代谢调理学说认为通过营养支持供给机体所需的能源和氮源，同时使用药物或生物制剂调理体内代谢反应，可降低分解代谢，共同达到减少机体蛋白质的分解，保存器官结构和功能的目的。应用 TPN 时需严密监护，最初数日每 6 h 检查血糖、尿糖，每 1~2 d 检测血钾、钠、氯、钙、磷；定期检测肝、肾功能；准确记录 24 h 出入量；经常巡视，保持输液速度恒定，不突然更换无糖溶液；每日或隔日检查导管、消毒插管处皮肤，更换无菌敷料，防止发生感染。一旦发生感染要立即拔管，尖端部分常规送细菌培养。TPN 支持一般经过 2 周左右的时间，逐渐过渡到肠道营养（EN）支持。

2. EN 支持的护理

EN 即从空肠造口管中滴入要素饮食，混合奶、鱼汤、菜汤、果汁等多种营养。EN 护理上要求：

（1）应用不能过早，一定待胃肠功能恢复、肛门排气后使用。

（2）EN 开始前 3 d，每 6 h 监测尿糖 1 次，每日监测血糖、电解质、酸碱度、血红蛋白、肝功能，病情稳定后改为每周 2 次。

（3）营养液浓度从 5% 开始渐增加到 25%，多以 20% 以下的浓度为宜。现配现用，4℃下保存。

（4）营养液滴速由慢到快，从 40 mL/h（15~20 滴/min）逐渐增加到 100~120 mL/h。由于小肠有规律性蠕动，当蠕动波近造瘘管时可使局部压力增高，甚至发生滴入液体逆流，因此在滴入过程中要随时调节滴速。

（5）滴入空肠的溶液温度要恒定在 40℃左右，因肠管对温度非常敏感，故需将滴入管用温水槽或热水袋加温，如果应用不当很容易发生腹胀、恶心、呕吐、腹痛、腹泻等症状。

（6）灌注时取半卧位，滴注时床头升高 45°，注意电解质补充，不足的部分可用温盐水代替。

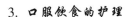

3. 口服饮食的护理

经过 3～4 周的 EN 支持，此时患者进入恢复阶段，食欲增加，护理上要指导患者订好食谱，少吃多餐，食物要多样化，告诫患者切不可暴饮暴食增加胰腺负担，防止再次诱发急性胰腺炎。

（五）胃肠减压

抽吸胃内容和胃内气体可减少胰腺分泌，防止呕吐。虽本疗法对轻——中度急性胰腺炎无明显疗效，但对并发麻痹性肠梗阻的严重病例，胃肠减压是不可缺少的治疗措施。减压同时可向胃管内间歇注入氢氧化铝凝胶等碱性药物中和胃酸，间接抑制胰腺分泌。腹痛基本缓解后即可停止胃肠减压。

（六）药物治疗的护理

1. 镇痛解痉

予阿托品、654-2、普鲁苯辛、可待因、水杨酸、异丙嗪等及时对症处理减轻患者痛苦。据报道静滴硫酸镁有一定镇痛效果。禁止用吗啡止痛，因其可引起奥狄括约肌痉挛加重疼痛。抗胆碱能药亦不宜长期使用。

2. 预防感染

轻症急性水肿性胰腺炎通常无须使用抗生素。出血坏死型易并发感染，应使用足量有效抗生素，处理时应按医嘱正确使用抗生素，合理安排输注顺序，保证体内有效浓度，保持患者体表清洁，尤其应注意口腔及会阴部清洁，出汗多时应尽快擦干并及时更换衣、裤等。

3. 抑制胰腺分泌

抗胆碱能药物、制酸剂、H_2受体拮抗剂、胰岛素与胰高糖素联合应用、生长抑素、降钙素、缩胆囊素受体拮抗剂（丙谷胺）等均有抑制胰腺分泌作用。使用时注意抗胆碱能药不能用于有肠麻痹者及老年人，H_2受体拮抗剂可有皮肤过敏。

4. 抗胰酶药物

早期应用抗胰酶药物可防止向重型转化和缩短病程。常用药有 FOY、胞磷胆碱、6-氨基己酸等。使用前二者时应控制速度，药液不可溢出血管外，注意测血压，观察有无皮疹发生。对有精神障碍者慎用胞磷胆碱。

5. 胰酶替代治疗

慢性胰功能不全者需长期用胰浸膏。每餐前服用效佳。注意观察少数患者可出现过敏

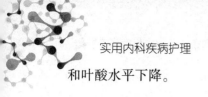

和叶酸水平下降。

（七）心理护理

对急性发作患者应予以充分的安慰，帮助患者减轻或去除疼痛加重的因素。由于疼痛持续时间长，患者常有不安和郁闷而主诉增多，护理时应以耐心的态度对待患者的痛苦和不安情绪，耐心听取其诉说，尽量理解其心理状态。采用松弛疗法，皮肤刺激疗法等方法减轻疼痛。对禁食等各项治疗处理方法及重要意义向患者充分解释，关心、支持和照顾患者，使其情绪稳定、配合治疗，促进病情好转。

参考文献

［1］王寿华，汤淑红，李晓琳．实用内科疾病护理［M］．汕头：汕头大学出版社，2022.01.

［2］肖芳，程汝梅，黄海霞．护理学理论与护理技能［M］．哈尔滨：黑龙江科学技术出版社，2022.04.

［3］张晓艳．神经内科疾病护理与健康指导［M］．成都：四川科学技术出版社，2022.07.

［4］姜洁，张玉荣，李晓凤．常见疾病护理与重症护理［M］．北京/西安：世界图书出版公司，2022.09.

［5］曾晓松，宋晓鹏，李传艳．临床疾病护理与护理管理［M］．哈尔滨：黑龙江科学技术出版社，2022.06.

［6］安旭姝，曲晓菊，郑秋华．实用护理理论与实践［M］．北京：化学工业出版社，2022.04.

［7］张海燕，侯雪梅，杨文君．基础护理学与常见疾病护理［M］．哈尔滨：黑龙江科学技术出版社，2022.04.

［8］陈倩，陈璇．实用常见病护理进展［M］．哈尔滨：黑龙江科学技术出版社，2022.06.

［9］赵伟．实用内科疾病临床护理实践与经验总结［M］．天津：天津科学技术出版社，2021.

［10］赵晓宁．内科疾病诊断与治疗精要［M］．开封：河南大学出版社，2021.10.

［11］张俊英，宫素红．精编临床常见疾病护理［M］．青岛：中国海洋大学出版社，2021.05.

［12］张芙蓉，田荣．实用常见疾病护理［M］．青岛：中国海洋大学出版社，2021.02.

［13］尉伟，郭晓萍，杨继林．常见疾病诊疗与临床护理［M］．广州：世界图书出版广东有限公司，2021.03.

［14］游桂英，温雅．心血管病内科护理手册［M］．成都：四川大学出版社，2021.08.

［15］张翠华．实用常见内科疾病诊疗与护理［M］．北京：科学技术文献出版

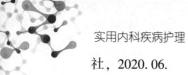

社，2020.06.

［16］张业玲．实用血液内科疾病护理思维［M］．北京：科学技术文献出版社，2020.06.

［17］李欣吉，郭小庆，袁永梅．实用内科疾病诊疗常规［M］．青岛：中国海洋大学出版社，2020.04.

［18］王庆秀．内科临床诊疗及护理技术［M］．天津：天津科学技术出版社，2020.04.

［19］孙久银．临床大内科常见疾病诊治［M］．沈阳：沈阳出版社，2020.04.

［20］尹玉梅．实用临床常见疾病护理常规［M］．青岛：中国海洋大学出版社，2020.06.

［21］戴文玲．现代消化内科疾病诊治与护理［M］．长春：吉林科学技术出版社，2020.06.

［22］王姗姗，罗尚玉，冷玲．实用内科疾病诊治与护理［M］．青岛：中国海洋大学出版社，2019.12.

［23］孙红．实用肾内科疾病护理思维与实践［M］．汕头：汕头大学出版社，2019.01.

［24］王凤．实用神经内科疾病护理［M］．长春：吉林科学技术出版社，2019.08.

［25］赵文卿．实用呼吸内科疾病护理［M］．长春：吉林科学技术出版社，2019.08.

［26］陈娜，陆连生．内科疾病观察与护理技能［M］．北京：中国医药科技出版社，2019.03.

［27］赵艳伟．内科护理教程［M］．北京：中华医学电子音像出版社，2019.08.

［28］刘霞．内科常见病护理技能［M］．长春：吉林科学技术出版社，2019.05.

［29］刘燕锋．现代心内科疾病诊疗新规范［M］．开封：河南大学出版社，2019.11.

［30］赵玉洁．常见疾病护理实践［M］．北京：科学技术文献出版社，2019.08.

［31］孙洁．神经内科疾病诊疗与康复［M］．长春：吉林科学技术出版社，2019.03.

［32］薛洪璐．现代内科临床精要［M］．长春：吉林科学技术出版社，2019.03.

［33］解春丽，王亚茹，甘玉萍．实用临床内科疾病诊治精要［M］．青岛：中国海洋大学出版社，2019.07.

［34］刘萍．内科临床护理技能实践［M］．汕头：汕头大学出版社，2019.01.

［35］单珊．消化内科常见病护理新进展［M］．汕头：汕头大学出版社，2019.01.